U0385785

中药现代化研究系列

脑心通胶囊防治脂代谢紊乱所致心血管疾病药效及作用机制研究

苏薇薇　张伟健　吴　灏　王益民　著

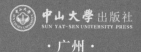

中山大学出版社
SUN YAT-SEN UNIVERSITY PRESS
·广州·

图书在版编目（CIP）数据

脑心通胶囊防治脂代谢紊乱所致心血管疾病药效及作用机制研究/苏薇薇，张伟健，吴灏，王益民著．—广州：中山大学出版社，2023.3
（中药现代化研究系列）
ISBN 978 - 7 - 306 - 07734 - 9

Ⅰ．①脑…　Ⅱ．①苏…　②张…　③吴…　④王…　Ⅲ．①心脏血管疾病—中药疗法　Ⅳ．①R256.2

中国国家版本馆 CIP 数据核字（2023）第 022218 号

出 版 人：王天琪
策划编辑：曾育林
责任编辑：曾育林
封面设计：曾　斌
责任校对：梁嘉璐
责任技编：靳晓虹
出版发行：中山大学出版社
电　　话：编辑部 020 - 84113349，84110776，84111997，84110779，84110283
　　　　　发行部 020 - 84111998，84111981，84111160
地　　址：广州市新港西路 135 号
邮　　编：510275　　传　真：020 - 84036565
网　　址：http://www. zsup. com. cn　E-mail：zdcbs@ mail. sysu. edu. cn
印 刷 者：佛山市浩文彩色印刷有限公司
规　　格：787mm×1092mm　1/16　8.625 印张　223 千字
版次印次：2023 年 3 月第 1 版　2023 年 3 月第 1 次印刷
定　　价：48.00 元

内 容 提 要

本书是中山大学苏薇薇教授团队的原创性研究成果。

本书采用网络药理学方法，对脑心通胶囊入血成分进行了防治心血管疾病作用靶点和通路的研究；采用高脂饲喂小型猪脂代谢异常模型，动态监测了脑心通胶囊的长期整体药效，并采用16S rDNA测序方法，研究了脑心通胶囊对肠道微生态的影响，揭示了肠道微生态在脑心通胶囊防治心血管疾病中的作用；采用高脂饲喂 ApoE$^{-/-}$ 小鼠动脉粥样硬化模型，通过肠道微生物组学以及血清、粪便代谢组学联用的方法，探讨了脑心通胶囊通过影响肠道微生态发挥药效的机制。

本研究获得广东省基础与应用基础研究基金项目（编号：2019A1515010604）的资助。

《脑心通胶囊防治脂代谢紊乱所致心血管疾病药效及作用机制研究》著者

苏薇薇　张伟健　吴　灏　王益民

目　录

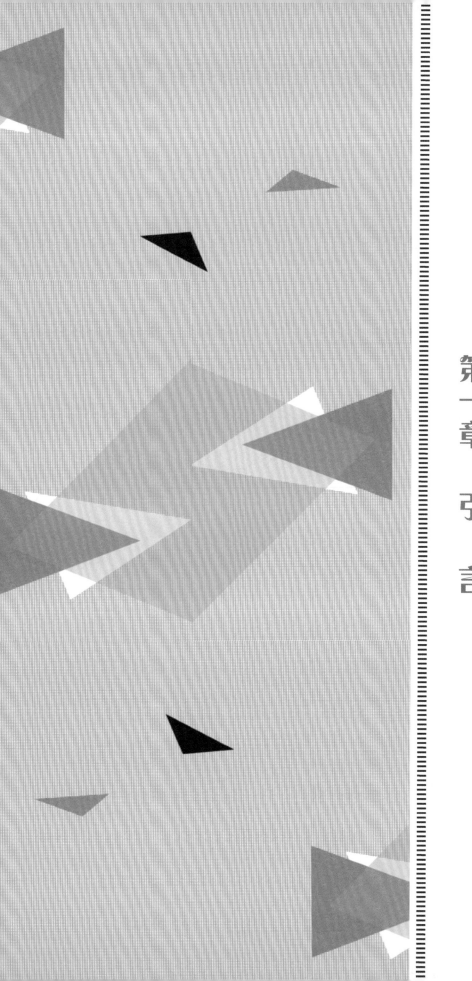

第一章　引　言

第一节 脂代谢紊乱与心血管疾病的关系概述

心血管疾病（cardiovascular disease，CVD）对人们生命健康造成巨大威胁。据《中国心血管健康与疾病报告 2020》的最新数据显示，中国心血管疾病患病率在逐年上升，患病人数现已高达 3.3 亿，其死亡率居首位，高于其他疾病[1]。由于人口老龄化加速，中国心血管疾病负担在未来将进一步加重。

心血管疾病的发生发展过程受代谢因素的影响。脂代谢紊乱危险因素已经成为心血管疾病发病率逐年上升的重要因素之一。脂代谢紊乱是指由各种因素引起血液及其他组织器官中脂类及其代谢产物异常的病理过程[2]。血脂代谢是该过程的核心，当脂质来源、脂蛋白合成、代谢及转运等过程出现障碍时，均可导致血脂代谢紊乱。血脂是血液中脂质成分的统称，包括血中的中性脂肪和类脂等，它们是细胞基础代谢的必需物质。与临床密切相关的血脂主要有胆固醇和甘油三酯。人体内血脂的来源途径可分为外源性和内源性两种，既可从食物吸收而得，也可利用物质体内自行合成。

正常情况下，内源性血脂和外源性血脂相互制约，维系机体血脂代谢的平衡。若长期饮食不节制，如过度高热量、高脂肪饮食等，则会导致人体内血脂代谢失衡，会出现血脂代谢紊乱，临床上常见的疾病为高脂血症，患者血脂水平异常升高。目前，高脂血症患者呈年轻化趋势越发明显，易发于肥胖、超重等人群，且患者多在体检时或者有其他疾病，如糖尿病、动脉粥样硬化等并发症时才被发现患此病，被称为人类健康的"隐形杀手"。

脂代谢紊乱是动脉粥样硬化的病变基础，血脂代谢紊乱可诱发机体炎症反应，损伤血管内皮，增加动脉粥样硬化的发病风险[3]。目前，动脉粥样硬化性心血管疾病（atherosclerotic cardiovascular disease，ASCVD）已成为最常见的心血管疾病之一，同时也是致死率最高的一类心血管疾病。据统计分析，ASCVD 所致病死数约占心血管疾病总病死数的 61%，占全因死亡的 25%；其患病率仍在持续上升，未得到有效遏制[4]。临床上，控制饮食和服用他汀类降脂药物是调控血脂的主要方法，对血脂紊乱进行及时干预，在早期对心血管疾病进行预防，可避免严重疾病的发展。

第二节　肠道菌群与脂代谢紊乱相关心血管
疾病关系的研究进展

　　人体肠道中有着数以万亿计的微生物，这些肠道微生物与人类宿主共生共存，与人类的生命健康存在着千丝万缕的联系。肠道菌群是消化大量营养物质和产生广泛代谢物所必需的，其通过食物吸收分解产生的各种各样的代谢产物能够进入人体循环并影响机体的生理活动。现代研究表明，肠道菌群不仅能够协助机体保持肠黏膜屏障的完整，还能够参与调节宿主机体的免疫功能[5-6]。在过去的十年中，随着16S rDNA 测序技术以及宏基因组测序技术的发展，人们对肠道菌群在健康和疾病中的作用的理解得到了极大提高。研究人员在各种疾病状况下，包括心血管疾病、二型糖尿病、炎症性肠病等，都观察到了与正常健康状态相比的肠道菌群组成的改变[7]。此外，一些肠道菌群的代谢产物已经被证明与新陈代谢和神经系统相互作用，影响胰岛素敏感性、能量平衡和食欲调节[8-9]。有研究表明，肠道菌群自身的组成变化及其代谢产物与心血管代谢性疾病发生发展密切相关[10-12]。本节先简要介绍肠道微生物群，在此基础上，再对肠道菌群、肠道菌群相关代谢物与脂代谢紊乱相关的心血管疾病之间的关系加以阐释。

一、肠道菌群概述

　　肠道菌群是一种生活在人体胃肠道中以共生方式存在的复杂微生物群落。这个群落包含了大约 100 万亿个古细菌和细菌细胞，它们属于 1000 多个物种，其基因总和高达人体基因数目的 100 多倍[13]。肠道微生物群可在出生后立即定植，其结构受宿主遗传、饮食、环境和药物的影响。在健康人体的肠道细菌中，厚壁菌门和拟杆菌门为优势菌群，占 90% 以上[14]。从胃肠道近端到胃肠道远端，肠道微生物菌群浓度变化很大，从胃中每克内容物 10^1 个细胞到结肠中每克内容物 10^{12} 个细胞[15]。大多数肠道微生物群都是严格的厌氧菌。肠道菌群维系着人体健康。肠道菌群可作为屏障抵御外部病原体[16]，还能够影响上皮屏障的完整性，防止细菌和脂多糖迁移引发炎症反应[17]。肠道菌群还可以调节宿主的代谢和免疫。肠道菌群产生的代谢物可调节食欲、能量摄取和消耗[18]。肠道菌群可以通过促进淋巴结构和上皮细胞功能的发展来塑造先天性免疫和适应性免疫[19]。而且肠道菌群还可与中枢神经系统通过脑–肠道–菌群轴进行双向通信[20]。此外，肠道菌群与宿主体内一系列的病变异常密切相关。临床和动物研究证明，帕金森病、高血压、结肠炎等均与肠道菌群的失衡有关[21-24]。

在宿主 - 微生物代谢轴中，肠道菌群产生的代谢物作为重要的信号穿梭于宿主和肠道菌群之间，从而起到有益或有害的作用[25]。在过去的数十年里，人们发现了大量的代谢物。这些代谢物包括短链脂肪酸（Short chain fatty acids，SCFAs）、脂类、胆汁酸、胆碱代谢物、维生素、有机酸等[26]。根据来源可分为三类[27]：①肠道菌群转化的分子，主要来源于饮食或药物。例如，人参皂苷化合物 K（Ginsenoside compound K），它是由某种人参皂苷通过肠道菌群转化而来的[28]。②肠道菌群修饰的分子，主要来源于宿主的排泄。典型的例子是次级胆汁酸，它是以胆固醇为原料在肝脏合成，随胆汁进入肠道，由肠道菌群转化而成[29]。③肠道菌群合成的分子。典型的例子是 SCFAs，它主要由纤维发酵产生。目前，氧化三甲胺（Trimethylamino oxide，TMAO）、尿毒症毒素、SCFAs、植物雌激素、花青素、胆汁酸和脂多糖等肠道菌群衍生的代谢，已被证明在维持健康的心血管功能方面发挥着关键作用，如果代谢失调，可能会导致心血管疾病[30]。

二、肠道菌群及其代谢产物与高脂血症的关系

高脂血症是由脂质代谢失调导致体内血脂异常升高的一类代谢性疾病，其特征主要为血脂和脂蛋白水平的异常升高。高脂血症是心血管疾病最为常见的危险因素，其作为动脉粥样硬化的最重要的致病因素，临床上主要表现为血中总胆固醇和/或甘油三酯过高。随着现代人不良饮食习惯的盛行，如暴饮暴食、嗜食高糖高热量食品等，我国高脂血症患病率大幅上升，且年轻化趋势明显[31]。

大量临床研究已经证实，高脂血症患者存在明显的肠道菌群失调，主要表现为双歧杆菌、嗜酸乳杆菌以及肠球菌等相对丰度显著降低，而大肠杆菌的相对丰度显著增多[32-33]。临床上，常对高脂血症患者补充双歧杆菌、肠道乳酸菌等益生菌作为辅助治疗手段，其治疗效果显著且使机体肠道菌群失衡状态得到改善[34]。Thomas 等[35]采用高脂饮食建立了高胆固醇血症小鼠模型，并进行了 9 种混合益生菌干预，结果表明饮用补充了 8 周混合益生菌的模型小鼠的血脂紊乱得到改善。Starovoitova 等[36]对乳酸菌属乳酸菌（*Lactobacillus*）和双歧杆菌属（*Bifidobacterium*）等益生菌在小鼠实验性高胆固醇血症模型体内的降胆固醇活性进行了研究，结果显示实验菌株及其组成成分的降胆固醇活性在40%～78%之间，表明益生菌对高脂血症有显著的预防作用。

值得一提的是，肥胖与高脂血症有着密切的关系。临床发现，肥胖者易患高脂血症。事实上，肥胖容易导致高脂血症的发生。患肥胖病时，机体对游离脂肪酸的利用下降，血脂容量升高[37]。据调查，体重指数或腰围超标者，血脂异常的概率是普通人的 2～3 倍，这说明超重或肥胖也是高脂血症的发病因素。目前，借助于

16S rDNA 测序和宏基因组测序技术，全球很多研究组研究了不同地域的肥胖人群与正常人群肠道菌群的差异，其主要表现为肠道菌群的多样性下降，基因数目显著降低。部分研究观察到拟杆菌门与厚壁菌门比值降低，这种变化在体重减轻后显著恢复[38]。不少研究证实肠道菌群与肥胖之间有直接的因果关系[39]。例如，Turnbaugh 等[40]研究发现与移植了健康小鼠肠道菌群的对照组相比，将遗传性肥胖小鼠（ob/ob）的肠道菌群移植到野生型无菌小鼠体内后，其脂肪存储量显著增多，表明肥胖表型可随肠道菌群在不同个体之间发生转移。Zhao 等[41]研究发现一株来自肥胖患者肠道的条件致病菌在无菌小鼠中引起肥胖。这些研究都证实肠道菌群是导致肥胖的主要因素之一。

胆汁酸与机体脂质代谢密切相关。胆汁酸是胆汁的重要组分，也是胆固醇代谢的主要终产物。初级胆汁酸由肝脏合成，肝脏将疏水的胆固醇转化为亲水的初级胆汁酸[42]。这些胆汁酸由胆囊排泄，并在回肠末端被重新吸收[43]。胆汁酸影响肠道微生物组成，抑制小肠内微生物的生长[44]。一小部分胆汁酸到达结肠部位，在那里微生物群通过若干种修饰方式将初级胆汁酸转化为次级胆汁酸。次级胆汁酸是疏水性的，因此很容易被结肠细胞吸收并进入体循环。大约只有 5% 的胆汁酸不进入肠肝循环而被排出体外[45]。乳酸杆菌和双歧杆菌等能够产生结合胆汁酸水解酶，影响胆汁酸的肝肠循环，降低血脂水平[46-47]。胆汁酸能够激活肝脏 FXR 受体，诱导 SHP 表达，进而抑制 SREBP-1c 及其下游肝脏脂质合成基因表达，从而减少肝脏脂质合成，降低血浆甘油三酯和胆固醇含量[48]。胆汁酸还可以通过激活 TGR5 受体，使细胞内 cAMP 含量增多，刺激 Ⅱ 型脱碘酶分泌，增加体内甲状腺激素水平，促进褐色脂肪组织消耗，从而促进机体产热，改善脂质代谢，维持机体代谢平衡[49-50]。

目前，研究发现短链脂肪酸（SCFAs）在调节脂质代谢中发挥重要作用。SCFAs 是指链长为 1～6 个碳原子的饱和脂肪酸，其中乙酸、丙酸和丁酸是人体中最丰富的 SCFAs，而其他短链脂肪酸，如甲酸、戊酸和己酸等的产量较少。SCFAs 是由特定的肠道微生物通过发酵膳食纤维产生。产生乙酸的肠道微生物主要是 Clostridium XIVa group（*Blautia hydrogeotrophyca*），产生丙酸的主要是 *Bacteroides*，而产生丁酸的主要是 Clostridium Ⅳ group（*Faecalibacterium prausnitzii*）和 Clostridium XIVa group（*Eubacterium rectale*，*E. halii*，*Roseburia*）[51]。研究表明，SCFAs 可以抑制脂肪在肝脏的合成，调节胆固醇在肝脏与血的重新分布，降低血脂水平[52]。SCFAs 还能够刺激胃肠肽类激素酪肽和胰高血糖素样肽-1 的分泌，减慢胃排空，从而降低食欲并且促进脂肪分解，抑制脂肪堆积[53]。此外，SCFAs 与 FFAR2 受体结合后，能够刺激脂肪组织和肝脏中 AMPK 酶的活性，进而激活下游转录因子的表达，改善脂质代谢异常[54]。

三、肠道菌群及其代谢产物与动脉粥样硬化的关系

动脉粥样硬化是一种以脂质代谢异常和炎症为基础的心血管疾病，病理特征主要为动脉内膜炎症、坏死、纤维化和钙化，斑块形成。其发病机制复杂，目前认为与脂质代谢异常、血管内皮损伤、炎症反应、自噬与凋亡失衡等有关[55]。近年来，越来越多研究表明肠道微生态的失调会诱发动脉粥样硬化的发生发展。

目前，已有不少学者在临床上对人体肠道菌群的组成与动脉粥样硬化之间的关系进行了研究。Karlsson 等[56]研究发现，在患有颈动脉狭窄性动脉粥样硬化斑块的患者中，*Collinsella* 属的丰度较健康对照者更高，而 *Eubacterium* 属和 *Roseburia* 属的丰度较健康对照者更低。在另外一项研究中[57]，利用 MLGs 方案（metagenomic linkage groups）对 187 名健康对照者和 218 名动脉粥样硬化性心血管疾病患者的粪便样品进行菌群测序研究，发现与健康对照者相比，患者中 *Enterobacteriaceae*（肠杆菌科）的菌属，包括 *Escherichia coli*（大肠杆菌）、*Klebsiella* spp.（克雷伯氏菌）和 *Enterobacter aerogenes*（产气肠杆菌）等的丰度显著高于健康对照者。患者中 *Streptococcus* spp.（链球菌属）及 *Lactobacillus salivarius*（唾液乳酸杆菌）等常存在于口腔中的细菌丰度也较高。而产丁酸盐的细菌，如 *Roseburia intestinalis* 及 *Faecalibacterium cf. prausnitzii*，以及一些常见的菌属，如 *Bacteroides* spp.（拟杆菌属）和 *Prevotella copri*（普氏普雷沃菌属）的丰度则显著低于健康对照者。

动脉粥样硬化的发生发展与动脉的硬化程度密切相关，其病变加剧伴随着弹性纤维的缺失和动脉壁的增厚。动脉的僵硬度倾向于随年龄的增长而增加。衰老一般会导致动脉系统顺应性变差和脉搏波速度（pulse wave velocity，PWV）变高，由此增加的剪应力对后续动脉粥样硬化斑块的形成有促进的作用。Menni 等[58]评估了来自 TwinsUK 队列的 617 名中年女性的颈动脉 – 股动脉脉搏波速度（PWV）与肠道菌群组成成分之间的相关性，结果发现脉搏波速度与肠道菌群的 Alpha 多样性呈负相关，其中 *Ruminococcaceae*（瘤胃菌科）与动脉硬化的关系更为密切，*Ruminococcaceae* 的丰度越低，血管硬度越高。

在动物试验中，粪便菌群移植研究证实了肠道菌群与动脉粥样硬化之间的直接关系。Brandsma 等[59]将 Caspase1$^{-/-}$ 小鼠的促炎肠道菌群移植至 Ldlr$^{-/-}$ 小鼠，结果发现其血液循环中单核细胞和中性粒细胞数量增加，血浆中促炎细胞因子水平升高，且斑块大小比对照组大 29%，表明移植促炎肠道菌群后，增强了炎症反应并加剧了动脉粥样硬化，这为肠道菌群、炎症和动脉粥样硬化之间的因果关系提供了直接证据。

随着研究的不断深入，研究人员发现肠道菌群可能通过产生促动脉粥样硬化代谢物，进而影响人体的脂质代谢、全身慢性炎症反应、氧化应激等方面来促进动脉粥样硬化的发生发展。

近年来，众多研究者将目光聚集在肠道微生物衍生的代谢物 TMAO 与动脉粥样硬化心血管疾病的关系上。TMAO 是由肠道菌群降解肉碱、胆碱和卵磷脂等营养物产生的三甲胺（Trimethylamine，TMA）在肝脏中被黄素单加氧酶（FMO3）氧化而成[60-61]。血浆中 TMAO 水平在个体内（不同时间）和不同个体间均存在较高的变异，这妨碍了研究的比较[62]。此外，女性的 TMAO 水平比男性更高，可能是由于 FMO3 的表达水平不同。目前，TMAO 促进动脉粥样硬化的若干种机制已经被提出，包括 TMAO 对胆固醇代谢、炎症和血栓形成的影响。Warrier 等[63] 在胆固醇喂养的小鼠中，发现 FMO3 的下调会减少肠道胆固醇的吸收，抑制羟甾醇和胆固醇酯在肝脏的生成，证实了肝酶 FMO3 对脂质代谢具有调节作用，他们的研究还提示肠道菌群驱动的 TMA/FMO3/TMAO 通路是脂质代谢和炎症的关键调控通路。此外，TMAO 被发现能够增加 IL-1β 和 TNF-α 等促炎细胞因子的产生并减少 IL-10 等抗炎细胞因子的产生[64]。TMAO 也被报道能够诱发血小板的高敏性，促进血栓的形成，引发动脉粥样硬化血栓[65]。

TMAO 在动脉粥样硬化中的作用仍存在争议。在某些小鼠模型中，TMAO 确实加重了动脉粥样硬化的病变程度[66-67]。然而，也存在一些动物研究的结果持有相反结论的现象，其不仅不能证实 TMAO 促进动脉粥样硬化，甚至还发现了 TMAO 对心血管的保护作用[68-70]。在一些临床的前瞻性研究和荟萃分析研究中，发现人体中 TMAO 水平越高，不良心血管事件发生的概率越高[71]。评估 TMAO 与动脉粥样硬化因果关系的可行方法是孟德尔随机化（Mendelian randomization，MR），即使用已知的基因变异来修改暴露量，以检查对疾病的影响[72]。在这种情况下，研究人员将已知导致 TMAO 水平较高的单核苷酸多态性（Single nucleotide polymorphism，SNPs）个体的心血管疾病患病率与不具有这些 SNPs 的个体进行比较，有趣的是，在这项研究中，动脉粥样硬化性心血管疾病事件的发生在 TMAO 水平较高的基因预测组中并不更加盛行[73]。另一种证明因果关系的方法是通过干预降低 TMAO 水平，如使用 TMA 裂解酶，它能够在 TMA 氧化前降解 TMA 来降低 TMAO 的产生[74]。TMAO 与动脉粥样硬化性心血管疾病之间关系的研究是一个值得深入探讨的课题，尤其是它们之间因果关系的探究仍具挑战性。

肠道菌群还可以通过影响脂质代谢、炎症等进而影响动脉粥样硬化进程，其中胆汁酸信号通路尤为重要。胆汁酸不仅对脂类物质的吸收发挥重要作用，而且还能与肠道微生态相互作用。肠道微生物群的组成和微生物群落的酶谱决定了次级胆汁酸谱。一项研究表明，与正常对照组相比，无菌小鼠的胆汁酸池减少了 71%，这说明肠道微生物群对胆汁酸池的影响[75]。胆汁酸作为信号分子可以与 FXR、TGR5 等受体结合，参与机体的糖脂代谢、能量消耗以及炎症反应等生理活动。内源性的 FXR 和 TGR5 激动剂主要包括石胆酸、鹅去氧胆酸、脱氧胆酸和胆酸。值得一提的是，胆汁酸代谢与 TMAO 途径是相互作用的，因为 FXR 受体已被证明可以调控 FMO3 受体，从而间接对 TMA 氧化成 TMAO 这个过程起到调节作用[61]。

肠道微生物可以通过改变胆汁酸代谢来调节 FXR 和 TGR5 的信号通路传导。FXR 是参与调节胆汁酸的肠肝循环和胆汁酸生物合成最重要的受体,其在肝脏、肠道、肾脏等组织中高水平表达。有关 FXR 在动脉粥样硬化发展中作用的研究结果并不一致,FXR 受体的敲除在致动脉粥样硬化小鼠模型中显示出相互矛盾的结果,有研究显示 FXR 的缺失在高脂饲喂 ApoE$^{-/-}$ 小鼠中能够增加动脉粥样硬化斑块的面积[76];也有研究显示 FXR 的缺失在高脂饲喂 LdlR$^{-/-}$ 小鼠中能够减少动脉粥样硬化斑块的面积[77]。然而,有三项研究的结果均表明将 FXR 激动剂用于致动脉粥样的小鼠可以防止斑块的形成,推测可能是降脂和抗炎作用起到的效果[78-80]。临床研究表明 FXR 激动剂奥贝胆酸(Obeticholic acid,OCA)降低了非酒精性脂肪性肝炎(NASH)患者的肝脏脂肪,但它却伴有对血脂的不良影响,如增加了 LDL-C 的含量和降低了 HDL-C 的含量[81]。

TGR5 在肝脏、胆囊等多种组织中表达,也可以在白细胞、巨噬细胞和内皮细胞中被发现[82]。一种 TGR5 激动剂(INT - 777)被证明具有免疫抑制作用,如抑制巨噬细胞产生促炎细胞因子[83],并且发现其在 LdlR$^{-/-}$ 小鼠中能够减轻动脉粥样硬化斑块的形成[84]。但将 TGR5 在动物身上的研究成果转化至人类身上并不总是成功的。尽管 TGR5 激动剂对小鼠有降低血糖水平和改善脂质谱等有益的代谢作用,但与安慰剂相比,TGR5 激动剂 SB - 756050 提高了二型糖尿病患者的空腹血糖水平[85]。鉴于表达 TGR 受体的组织很多,在这项试验中,出乎意料的是,TGR5 激动剂的副作用有限。在动物模型中,TGR5 激动剂与胃肠道运动增强、胆道结石发病率的增高、血管张力的降低、血压的降低等有关[86]。

目前,不少研究者针对胆汁酸代谢通路的 FXR 受体以及 TGR5 受体进行靶向药物的研究,以期开发出对代谢综合征有效的药物。靶向 TGR5 和 FXR 的双重作用药物可能具有更大的治疗潜力。已经有不少动物试验报道了同时靶向这两个受体的双重激动剂对代谢综合征、非酒精性脂肪肝、胆管病变、糖尿病肾病以及动脉粥样硬化等有改善作用[87-90]。此外,有研究表明在小鼠动脉粥样硬化模型中,与单独作用 TGR5 和 FXR 相比,INT - 767 双靶向在减轻动脉粥样硬化方面的效果更强[87]。总而言之,动物研究的结果令人鼓舞,但这些结果能否应用于临床仍有待观察,尤其是考虑到人与小鼠在动脉粥样硬化发病机制和胆汁酸代谢方面的实质性差异。

SCFAs 主要包括乙酸、丙酸和丁酸等,主要是在结肠中由细菌发酵膳食纤维产生,具有维持肠道完整性,调节免疫细胞功能及抗炎的作用。研究表明,SCFAs 能够通过激活 FFA2、FFA3 等脂肪酸受体以及 GPR109A(G 蛋白偶联受体 109A)或通过抑制 HDACs(组蛋白去乙酰化酶),抑制 MAPK 信号通路以及抑制 B 细胞的 NF-κB 增强子的激活,从而抑制炎性因子等的表达,起到改善动脉粥样硬化的作用[91]。Aguilar 等[92]研究发现 ApoE$^{-/-}$ 小鼠摄入富含丁酸的饮食后,其斑块面积减少,而且 MCP - 1、VCAM - 1 以及 MMP2 的表达水平降低,斑块纤维帽较厚,巨噬细胞浸润较少,提示丁酸能够增加斑块的稳定性并且有效抑制病变。Ranganna

等[93]研究发现丁酸能够上调血管平滑肌细胞中 GST 的水平，降低细胞中活性氧含量，提示丁酸盐可能通过调节氧化应激，抑制血管平滑肌细胞增殖，从而抑制动脉粥样硬化发展。高血压与动脉粥样硬化存在着密不可分的联系。Dominik 等[94]研究发现丙酸盐能够预防血管紧张素 Ⅱ（Angiotensin Ⅱ，Ang Ⅱ）诱发的全身炎症反应，减少动脉粥样硬化和高血压心脏重构。此外，乙酸和丙酸被发现能够通过激活血管嗅觉受体，进而调节血压水平[95]。

四、肠道菌群的潜在治疗策略

目前，肠道菌群已经被视为疾病治疗的重要靶点之一。前面讨论到的肠道菌群的组成结构以及代谢物的改变均可以作为高脂血症、动脉粥样硬化等疾病治疗的潜在作用靶点。目前，针对肠道菌群进行疾病干预的方法主要有口服补充特定菌株、粪菌移植、益生元和饮食干预等。口服补充特定的菌株是改变肠道菌群组成结构最直接的干预方法之一。双歧杆菌、肠球菌和乳酸菌等生产短链脂肪酸的益生菌被认为具有抗炎作用以及促进新陈代谢的有益作用[96]。此外，口服 *Bifidobacterium*、*Lactobacillus* 及 *Anaerobutyricum soehngenii* 已经被证实在人体中具有适中的降血压的效果[97-98]。然而，目前对机制的研究都是建立在动物身上的，有关的临床证据有限。因此，某些特定菌株的作用效果通常是不明确的，这也是益生菌作为营养补充剂在市场上销售使用而不是定位为药品的主要原因。

作为另一种直接干预方法，粪菌移植技术也可用于优化具有心血管疾病风险的个体的肠道微生物组成。作为重塑肠道菌群的重要手段，粪菌移植已被证明是有效的，且副作用少。然而，仍有很多问题亟待解决，目前最佳的粪菌移植方法尚未确定，包括供体选择、筛选和制备等[99]。此外，鉴于大多数研究的随访周期都是少于 1 年，粪菌移植的长期作用效果还不明确。随着对肠道菌群了解的不断深入，人们对粪菌移植潜在风险的认识也在不断加深。比如长期未被重视的噬菌体，最近被发现在微生物群系中发挥重要的作用，而它也被证明能够通过粪菌移植从供体转移到宿主，其影响尚不确定[100]。

到目前为止，只有一项针对心血管风险的粪菌移植试验，它是通过将瘦的纯素食捐献者的粪菌移植到患有代谢综合征的肉食受试者身上，以期降低 TMAO 水平，从而降低心血管风险。尽管肠道微生物群的组成发生了变化，但 TMAO 水平在这种干预下没有发生变化[101]。其他关于肥胖和代谢综合征的粪菌移植试验也表明，粪菌移植对微生物群组成和葡萄糖代谢的影响是很小的[102-103]。这也强调了试验前进行预筛选的重要性和必要性，以便选择最有可能做出反应的受试者，同时也需要更好地了解影响疾病发病率的微生物群的结构和功能。

益生元和饮食干预是由间接靶向作用肠道微生物组成的。益生元会有选择性地刺激结肠中的特定微生物。所有的益生元都是膳食纤维，但不是所有的膳食纤维都是益生元。益生元被证明能够刺激双歧杆菌和乳酸菌等产生 SCFA 的微生物的生长。饮食对肠道微生物组成也有重大影响。目前，地中海饮食（Mediterranean diet）和得舒饮食（DASH diet）被证明可以降低心血管风险[104-105]。然而，由于饮食干预的作用是多层面的，因此很难揭示其产生有益效果的机制。

综上所述，多种干预措施可以针对肠道微生物群组成及其相关代谢产物。然而，针对肠道微生物的研究，需要指出的是我们需要将动物研究的成果转化至临床应用。由于肠道微生物群组成的塑造是受到生活方式、健康状况以及药物使用等综合因素作用的，因此，在评估肠道微生物群与心血管疾病之间的关联时，调整干扰因素也是至关重要的。

第三节　中医药与肠道菌群的研究进展

传统中医药作为补充和替代医学最重要的组成部分之一，在中国和周边地区已有数千年的应用历史。目前，中医药由于具有丰富的临床抗病经验，在世界范围内接受度逐渐上升，日益普及。在一些西方国家，如美国、英国和德国，使用中医药作为疾病治疗药物的趋势也越来越大。在科学界，中医药吸引了众多专家学者的目光，人们希望可以通过它弥补西药的缺陷。在药物研究领域，青蒿素、砷、石杉碱甲等从中药中提取的强效化合物的成功发现，也增加了人们对中医药的研究兴趣。

然而，不同于化药，中医药的生物活性成分和作用机制通常不够明确，使得学者对中药的研究存在一些困惑。中医理论对指导临床合理用药具有重要作用。不同于化学药品或生物制品，中药通常依据中医理论，作为配方组合在一起治疗疾病。在临床上，中医在阴阳、君、臣、佐、使等古代经验哲学的指导下开方。但是，这些组合原则的合理性仍有待探究。中医理论的不完善和生物活性成分的不明确，既限制了中医在临床上的合理使用，也限制了部分西方人对中医的接受。

近年来，肠道菌群被发现参与调节宿主稳态和疾病的发生，已经成为人们探索中医药治疗疾病机制新的突破口，同时也是中医药领域的研究热点。中药含有多种化合物，属于不同的化学类别，中药成分口服后，往往不被宿主直接吸收，而是进入肠道，不可避免地与肠道菌群发生相互作用。肠道菌群是中药口服发挥药效的重要靶点之一。

一、中药与肠道菌群的相互作用

口服中药成分的生物利用度关系到其与肠道菌群的直接或间接作用。例如，中药通常含有多酚类化合物，其生物利用度很低（＜10%）[106]，这些化合物容易通过小肠到达结肠（肠道微生物最集中的场所），与肠道菌群发生直接接触并相互影响。未消化的物质，包括未吸收的中药分子，可能会发生发酵。而极性低、生物利用度高的中药分子能够被小肠吸收，可直接作用于宿主免疫系统，间接影响肠道菌群。如促进宿主合成和分泌抗菌产物，抗菌肽和抗菌酶，从而影响肠道菌群[107-108]。中药与肠道菌群的相互作用主要通过下列途径发挥功能：中药调节肠道菌群组成及代谢；肠道菌群转化中药化合物。

中药对肠道菌群组成的调节可分为4种类型：促进、抑制、消除和新定植。中药配方通常含有许多不同化学类别的化合物，如黄酮类、多糖和皂苷。这些化合物可作为益生元，促进益生菌的生长。有些中药还能直接抑制有害菌的生长。虽然大多数文献只把中药对肠道菌群的作用分为促进和抑制两类，但其对某些菌群的消除作用也不容忽视[109]。许多中药混合物具有杀灭微生物的活性，此外，一些中药混合物也可诱导宿主发生免疫反应从而释放具有消灭微生物活性的物质，因此其消除作用是容易理解的。通过对特定肠道菌群物种的影响，中药可以在人体患病状态下恢复其肠道微生物组成的稳态，并能够防止外来或固有病原体的定植。

中药可改变胃肠道 pH 和转运时间，间接影响肠道菌群组成及代谢。胃肠道 pH 对肠道菌群丰度、多样性和酶活性有显著影响，部分中药可改变胃肠道的 pH，如单宁酸[110]。胃肠道转运时间则与肠道菌群的代谢相关。例如，SCFAs 的产生速率会随胃肠道转运时间变短而降低。部分中药，如三黄泻心汤等，对胃肠道转运时间有影响[111]。通过改变胃肠道 pH 和转运时间，也可间接影响中药的药代动力学和药效动力学（PK-PD）。中药还可调节黏膜屏障功能[112-113]和胃肠道中的 SCFAs 浓度，这对肠道菌群组成也有影响。研究表明在高浓度和低 pH 条件下，SCFAs 对肠炎沙门氏菌等病原菌有抑制作用[114]。

肠道菌群在结肠中可代谢小肠未吸收的物质，产生一系列代谢物，对肠道和免疫稳态、能量代谢、大脑行为等生理过程产生影响。中药可以调节催化产生代谢产物的酶，干预肠道菌群代谢。例如，云芝提取物能够增强 β-半乳糖苷酶活性[115]。调节肠道菌群酶活性可导致某些代谢产物含量升高或降低[116]。

中药可以通过肠道菌群影响食物和宿主来源化合物的代谢，而肠道菌群又可以转化中药的化合物。肠道菌群具有强大的代谢活性，可表达各种酶，激活或灭活药物[117]。人们把肠道菌群视为代谢潜力不亚于肝脏的"器官"。但是，药物在这两个器官中的代谢存在显著差异，肝脏的代谢产物极性和分子量均比肠道菌群的要高[118]。肠道菌群代谢药物的反应包括但不限于水解、氧化、还原、酯化等[119]。中药含有的糖苷和多酚通常能够被肠道菌群代谢利用。

肠道菌群转化中药成分的酶主要包括 β - 葡萄糖苷酶、β - 葡萄糖醛酸酶、辅酶 A 连接酶、加双氢酶等[120]。这些酶促反应也具有高效、特异性强等特点。中药成分的代谢具有对映选择性和肠道微生物特异性等特点[121]。典型的例子是，*Eubacterium* spp. SDG - 2 能够在厌氧条件下将（ + ）- 二羟基肠二醇转化为（ + ）- 肠二醇，而不是将（ - ）- 二羟基肠二醇转化成（ - ）- 肠二醇。相反地，*Eubacterium* spp. ARC - 1 能够将（ - ）- 二羟基肠二醇转化成（ - ）- 肠二醇以及将（ + ）- 二羟基肠内酯转化成（ + ）- 肠内酯，但它不能将（ + ）- 二羟基肠二醇转化成（ - ）- 羟基肠内酯[122]。这些现象可以用肠道微生物编码代谢酶的多样性和选择性来解释。

肠道菌群也会影响中药成分的肠肝循环。中药成分吸收后，在肝脏与葡萄糖醛酸结合，产生极性分子，这些极性分子很容易随胆汁一起排入十二指肠。一旦结合物进入肠道，它们可以被肠道菌群 β - 葡萄糖醛酸酶切割，作为结果，原型中药化合物可能产生，然后在肠道中可能又重新被吸收，经门静脉又返回肝脏。中药化合物黄芩苷就是一个典型的例子，它可以经历广泛的肠肝循环[123]。

在本节中，我们总结了肠道菌群与中药的相互作用。虽然中药对肠道菌群的积极作用已被广泛关注，但其负面作用也不容忽视[124]。此外，需要提醒的是，中药的作用是中药、肠道菌群和宿主之间多种类型的相互作用，并非单一类型的作用。

二、代谢物的药理作用及特点

（一）肠道菌群的代谢产物

1. 治疗功能（以 SCFAs 为例）

SCFAs 是目前研究最为透彻的肠道微生物代谢产物。SCFAs 是一种含有 1 ~ 6 个碳原子的脂肪酸，主要由结肠内菌群发酵膳食纤维形成。SCFAs 可以作为 G 蛋白偶联受体的激动剂发挥作用，这些作用受体包括游离脂肪酸受体 2（FFAR2）和游离脂肪酸受体 3（FFAR3）。通过这些受体传导信号可以实现不同的功能，如抑制炎症、改善胰岛素分泌、调节食欲[125-126]。SCFAs 还能抑制核 I 类组蛋白去乙酰化酶（HDAC1 和 HDAC3）。HDAC 的抑制主要与抗炎免疫表型相关[127]。在健康状态下，SCFAs 可调节食欲、能量稳态和免疫功能[128]。在疾病状态下，SCFAs 对溃疡性结肠炎、克罗恩病、结直肠癌、帕金森病、糖尿病、哮喘等均有保护作用[129]。

多糖、糖苷以及其他具有调节肠道菌群组成和酶活性的中药化合物可影响粪便中 SCFAs 的含量。通过影响 SCFAs 的含量，可以（部分）达到治疗效果。典型的例子是小檗碱，一种具有降脂和减肥作用的化合物[130]。口服和体外孵育小檗碱可促进肠道菌群产生丁酸。动物经口服抗生素预处理后，小檗碱对丁酸盐的作用消失。此外，小檗碱还能增加丁酸生产菌的丰度。研究表明，促进丁酸的产生可能是小檗碱抗肥胖作用的机制之一[131]。

2. 影响其他成分的 PK-PD

机体代谢以及转运中药的基因或酶会因肠道菌群代谢产物的变化而发生改变。研究表明，肠道菌群代谢产物可通过诱导、抑制或竞争，作用于肝脏代谢酶、药物转运体，调控药物的 PK-PD[132]。除肠道菌群外，肝脏的 Ⅰ 相代谢和 Ⅱ 相代谢也能将化学药物转化为具有不同生物活性的化合物。作为信号分子，肠道菌群代谢产物可影响编码 CYP450 酶的基因表达，进而影响中药成分在肝脏中的代谢。此外，作为底物，肠道菌群代谢产物也可与药物竞争转运体和代谢酶。例如，肠道菌群衍生的代谢物次级胆汁酸可以与辛伐他汀竞争 SLCO1B1 转运体，影响肝脏的摄取；因此，辛伐他汀的 PK-PD 可能受到影响[133]。另一个例子是，微生物衍生的对甲酚可与对乙酰氨基酚竞争在肝脏中的 Ⅱ 相磺化，削弱了机体对对乙酰氨基酚硫酸盐的清除[134]。

3. 其他作用

肠道菌群产生的代谢物可对宿主产生广泛影响。例如，LPS 可诱发炎症反应，促进肥胖、糖尿病等疾病[135]。TMAO 与动脉粥样硬化疾病呈正相关[136]。中药给药后，可影响这些代谢物的含量，从而影响宿主的生理功能和病理状态。

（二）肠道菌群转化的中药成分

1. 治疗作用

肠道菌群转化后的中药化合物生物利用度和生物活性可能与其前体不同。通常，肠道菌群转化的中药化合物具有较低的分子极性，因此其生物利用度优于其母体化合物。研究表明，肠道菌群可将鞣花丹宁转化为尿石素，后者亲脂性较强，更容易被吸收，生物利用度得以大大提高[137-138]。肠道菌群转化的中药成分也能显示更强的生物活性。大部分黄酮苷类，如柚皮苷、芦丁等能够被 β - 葡萄糖苷酶产生菌转化为它们的苷元，这些苷元的抗血小板活性更高[139]。肠道微生物群也可以激活前体药物。甘草素是一种糖基化皂苷，生物活性较差，腹腔给药无肝保护作用[140]。然而，它可以被肠道菌群水解成更容易吸收的 18β - 甘草酸，这种化合物在腹腔注射时显示出保护肝脏的活性[141]。

2. 毒性作用

中草药的毒性问题引起了重视。肠道菌群可通过代谢转化，改变中药化合物的毒性。地高辛是一种强心糖苷，临床上用于慢性心力衰竭的治疗，人发生中毒的血药浓度为 2. 73 ～ 3. 9 nmol/L。研究表明，肠道菌群可将地高辛代谢为二氢地高辛而失活[142-143]。肠道菌群也可加重某些中药成分的毒性。如肠道菌群可将京尼平甙转化为京尼平，后者对 HepG2 细胞具有较强毒性[144]。肠道菌群也可减弱某些中药成分的毒性。例如，肠道菌群把乌头碱代谢为苯甲酰乌头碱和脂乌头碱后，毒性明显降低[145]。

3. 对其他化合物代谢的影响

据估计，CYP450 酶与 75% 的已知药物 I 相代谢有关[146]。某些肠道菌群转化的中药化合物可调节 CYP450 酶的活性[147]。因此，其他化合物的 PK-PD 也会受到影响。

（三）肠道菌群促进人们对中医药的认识

1. 肠道菌群与中药的作用机制

近年来，研究者开始关注肠道菌群及其代谢产物，以探究中药的作用机制。Yang 等[148]发现黄芩汤（Huangqin decoction，HQD）能显著抑制结肠炎，且与调节肠道菌群组成有关。他们用抗生素干预小鼠，发现抗生素治疗可以减弱 HQD 的保护作用。该研究提示 HQD 对肠炎小鼠肠道菌群的调节作用是其改善肠炎小鼠肠道菌群的重要途径。最近的研究表明[149]，小檗碱显著降低了产生支链氨基酸（Branched-chain amino acids，BCAAs）的细菌，如链球菌科、梭状芽孢杆菌科和普雷沃菌科等的相对丰度，小檗碱也能抑制模型组血清中 BCAAs 水平的升高。此外，Western blot 结果显示，小檗碱促进了模型小鼠肝脏和附睾白色脂肪组织中 BCAA 的分解代谢；结果表明，外周 BCAAs 的减少与小檗碱对胰岛素抵抗的缓解作用有关。

在研究中药和肠道菌群在疾病治疗中的潜在作用时，关键是要确定负责中药化合物代谢的特定物种和负责治疗效果的代谢产物。实际上，目前大多数研究都停留在相关性研究上，还需要进一步的验证，如粪菌移植、无菌动物模型等，需要确证中药对肠道菌群的因果效应。此外，有必要确定原型中药化合物，肠道菌群转化的化合物，以及食物和宿主来源的代谢物中有哪些对治疗效果起关键作用。

2. 肠道菌群与中药口服生物利用度

生物利用度是指制剂中药物被吸收进入人体循环的速度与程度，与药物血药浓度关系密切。血药浓度能够直接反映大多数药物在一定剂量下的疗效和毒性。研究统计分析表明，在大多数情况下，中药成分的最大血药浓度远低于西药的最小有效血药浓度，中药中大部分化合物的生物利用度很低。例如，人参皂苷是人参中的活性成分，具有强大的抗慢性心力衰竭药理活性。然而，口服人参皂苷的生物利用度一般在 0. 1% ～ 0. 5%[150]。另外一个例子是姜黄素，其口服生物利用度只有 1%，但仍具有强大的肝保护和神经保护作用[151]。长期以来，中药的疗效确切，而其生物利用度却很低，这一直困扰着中医药工作者。

随着人们对肠道菌群的关注越来越多，研究人员发现，肠道菌群可以成为解开上述谜题的关键。第一个例子是黄芩苷，它具有强大的抗炎、抗高血压作用。然而，黄芩苷的生物利用度较低。Akao 等[152]发现肠道菌群可以将黄芩苷水解成黄芩素，然后被吸收的黄芩素在体内又能还原为黄芩苷。他们还发现，黄芩苷给药无菌大鼠时，黄芩苷的 $AUC_{0-\lim}$（浓度–时间曲线下从 0 到最后测定时间的面积）仅为正常大鼠的 12.0%。另一个例子是小檗碱，它的口服生物利用度很低（<1%），但临床研究表明小檗碱具有较强的降胆固醇作用，其生物利用度低和药效强之间的关系一直困扰着中医药研究人员。最新研究发现，肠道微生物可以通过去甲基化、去羟化、亚甲基化反应将小檗碱转化为多种代谢物，这些代谢物更具亲脂性，相比小檗碱在肠内更容易被吸收[153]；小檗碱的代谢物被认为对小檗碱的药理作用有所贡献。因此，其肠道微生物代谢产物可以部分揭示其自身低生物利用度与强治疗作用之间的奥秘。此外，小檗碱还能促进丁酸盐的产生，发挥治疗作用。第三个例子是芍药内酯苷，它是一种天然的抗抑郁药物，与中药中的其他化合物一样，其生物利用度较低（1.7%）。最近的一项研究表明，肠道微生物可以将芍药内酯苷转化为苯甲酸，这是一种可以穿过血脑屏障的代谢物。在脑内，苯甲酸可通过抑制 d–氨基酸氧化酶发挥抗抑郁作用，改善脑功能[154]。这些研究表明，肠道菌群不仅能直接提高中药化合物的生物利用度，还能将中药化合物代谢成具有较好生物活性和较高生物利用度的代谢产物。由此揭开了中药口服生物利用度之谜。

传统观念认为，活性成分是能够被吸收并直接作用于靶标的成分。肠道菌群的研究也挑战了这一观念。此前，多糖因为不能被吸收，一直被认为是无用的物质。在中药工业化制备和中药煎剂的科学研究中，为了满足纯度要求，往往会去除多糖。近年来，多糖被发现可通过调节肠道菌群组成，起到部分治疗作用[155]。因此，传统上被视为非活性化合物的成分也具有治疗效果，而其治疗作用是可以通过调节肠道菌群以及与其他生物活性化合物相互作用实现的。

3. 肠道菌群与中医药理论

中医有许多指导临床方剂使用的重要理论。为了达到更好的疗效和避免不良反应，在古老理论的指导下，多药合用成方。配伍是为了提高疗效，减少毒副作用。肠道微生物群对于解释中药配伍的基本原理很重要。配伍的合理性可以通过调节肠道菌群组成、代谢及对体内 PK-PD 的影响来解释。白术（*Atractylodes macrocephala* Koidz，AM）常与人参（*Panax ginseng* C. A. Meyer，PG）合用以治疗胃肠道疾病，包括 5–氟尿嘧啶（5–fluorouracil，5–FU）所致腹泻。Wang 等[156]研究表明，AM 与 PG 联合使用，而不是 AM 或 PG，可以抑制 5–FU 引起的体重下降、腹泻以及回肠、结肠的病理改变。此外，AM 和 PG 联合使用逆转了 5–FU 诱导的肠道菌群的整体结构变化，AM 和 PG 单独使用则不能影响肠道菌群的整体结构。其研究证明了白术和人参配伍的合理性，提示肠道菌群是实现配伍增效的重要因素。黄芩汤（HQD）是由黄芩、芍药、甘草、大枣 4 种中药组成。Feng 等[157] 将 HQD 及 HQD 中各药材分别与人粪混悬液孵育，发现当这 4 种药材组合时，黄芩素 7 - 葡萄糖醛酸酯、汉黄芩苷等成分的去糖基化作用均得到促进，证明配伍可以影响肠道菌群的代谢进而影响代谢物的含量。

中医在开处方时，有些药是不能合用的。据文献记载有 18 种药物相反，"十八反"是中医开方用药沿用的禁忌原则，其科学机理仍不明确。甘草和甘遂是典型的不能配伍的中草药对，属于"十八反"之一。Yu 等[158] 研究发现甘草、甘遂合剂不会对小鼠造成功能损害，但会引起肠道菌群失调。此外，他们检查了血清生物标志物，并使用基于 GC-MS 的代谢组学方法检测了粪便脂质，代谢谱分析表明，甘草 - 甘遂组合可引起脂质代谢紊乱。他们的研究解释了甘草与甘遂不能合用的原因，为论证中药配伍禁忌"十八反"的合理性提供了科学依据。

除了配伍外，中医的其他理论，如中药"四性"（寒、热、温、凉）和"五味"（酸、苦、甜、辣、咸）也被用来指导中药的临床使用。这些中医理论与肠道菌群之间的关系值得深入探讨。例如，"四性五味"的物质基础是什么？涉及哪些肠道微生物种类和分子机制？寒热诱发的肠道菌群差异有哪些？回答这些问题，不仅可以为这些理论提供科学依据，而且可以更好地指导中药的临床应用。

4. 肠道菌群与中医药个体化用药

每个患者都是独一无二的个体。随着基因组学的出现，临床治疗的策略已经从针对疾病转向针对患者进行个体化的诊断和治疗。个性化医疗或精准医疗是指根据患者的分子特征，使用精确的标记辅助诊断和靶向治疗。对个体基因、肠道菌群、饮食和其他环境因素的个性化理解，将为临床患者提供更完善的健康管理，并可能创造巨大的经济价值。由于肠道菌群可以影响药物在宿主体内的分布、转化甚至毒性，肠道菌群信息分析被认为是在二型糖尿病、溃疡性结肠炎等疾病进行个性化用药的新前沿[159]。除个性化用药外，肠道菌群个体化分析已被应用于风险分层、疾病精准诊断、个性化营养和个性化疾病预防等方面。

辨证是中医临床开方的重要环节之一，它是基于望闻问切这 4 种诊断方法对患者进行的全面评估。中医根据辨证的结果，给每个患者开具针对性的药方，药方中含有不同的药物。因此，辨证论治的思路与个体化用药的思路相似。对老年人的研究表明，"脾阳虚""脾气虚""脾气两虚"等不同中医证型患者的肠道菌群组成各不相同。Lin 等[160] 比较了健康志愿者和脾阳虚证患者的肠道菌群组成，发现这两组人的肠道菌群在组成上存在差异。Ma 等[161] 也发现气虚的人与健康的人肠道菌群在组成上存在差异。这些研究为我们理解辨证提供了科学依据。肠型判定有望用于人群的分类诊断。肠道菌群可能是连接个体化用药、肠型和传统辨证的桥梁。

（四） 中药与肠道菌群相互作用的研究方法

在过去数十年里，人们已经形成了各种各样精巧的方法，如体外孵育培养、抗生素补充、粪便移植、普通动物和无菌动物的比较等，用以研究肠道菌群和外源性物质之间的相互作用，这些外源性物质包括中药、食品、化学药品和其他化合物。例如，Akao 等[141]通过使用普通的、定菌的和无菌的大鼠，发现甘草素可以被水解成 18β - 甘草酸。然而，这些方法很少能够提供含复杂成分的中药与肠道菌群物种之间的特异性相互作用。近年来，宏基因组学、代谢组学、转录组学和其他组学的进展扩大了人们对肠道菌群的认识。多组学整合研究提供了肠道菌群、基因、代谢物之间的关系，备受关注。

其中，代谢组学和肠道微生物学（主要是分类信息）的整合尤为重要。基因和蛋白质的功能容易受到表观遗传和翻译后修饰调控，与之不同，代谢物是细胞生化反应活动的直接信号，更容易与表型一一对应[162]。因此，代谢组学是研究中药与肠道菌群相互作用的理想工具。虽然已有大量研究探讨中药对肠道菌群的影响，但大多数研究只是分别提供了调节肠道菌群种类和代谢产物的信息。一种整合宿主、肠道菌群和中药的研究方法，可以在系统水平上阐明宿主和肠道菌群之间复杂的相互作用；筛选具有中药治疗作用的微生物和生物活性化合物。这些组学联用的方法从肠道菌群角度开拓了人们对中药的认识和应用，但研究有待从中药、肠道菌群、代谢产物和治疗作用之间的相关性转化至因果关系。

（五） 其他

除了上述肠道菌群分析在中医药中的进展外，肠道菌群还有助于在其他方面理解和利用中医药。例如，肠道菌群可以帮助理解中西医的区别。人们已经认识到，肠道菌群可以成为挖掘生物活性化合物和新药的资源库，通过研究中药干预的代谢物，有望从中发现新药。此外，肠道菌群的恢复与中药治疗效果密切相关。肠道菌群分析也可用于中药疗效的评价。

第四节 脑心通胶囊物质基础及药理作用研究进展

一、脑心通胶囊的物质基础

脑心通胶囊是由十六味中药（含十三味植物药、三味动物药）直接打粉后按一定比例混合研制而成，作为"混合了的混合物"，其化学成分极其复杂。在成分定性方面，Wang 等[163]与 Ma 等[164]均采用 UPLC/Q-TOF-MS 方法分别对脑心通胶囊的全成分进行了鉴定，前者由于使用了更高的分辨率，共鉴定出了 178 个成分，后者则鉴定出了 81 个成分，两者鉴定出的成分主要包括有机酸类、氨基酸类、黄酮类、内酯类及萜类等。在定量方面，Wang H 等[165]建立了一种基质固相分散（matrix solid-phase dispersion，MSPD）联用高效液相色谱的方法同时测定了 16 种化合物：酚酸类化合物（没食子酸、绿原酸、阿魏酸、3，5 - 二咖啡酰奎宁酸、1，5 - 二咖啡酰奎宁酸、迷迭香酸、紫草酸和丹酚酸 B）、黄酮类化合物（山奈酚 - 3 - O - 芸香糖苷、毛蕊异黄酮和芒柄花黄素）、内酯类化合物（藁本内酯和丁烯基酞内酯）、单萜类化合物（芍药苷）、苯醌类化合物（隐丹参酮）和呋喃类化合物（5 - 羟甲基糠醛）。这些成分被认为可作为脑心通胶囊质量控制（quality control，QC）的潜在化学标记物。

本团队前期采用 DNA 条形码分子鉴定技术，设计了地龙、水蛭、全蝎特异性引物，在实际应用中，可用于鉴别脑心通胶囊样品中是否含相应的动物药正品，大大完善和提高了脑心通胶囊中有关三味动物药的质量控制水平[166-168]。此外，本团队还采用蛋白质组学技术对脑心通胶囊的蛋白类成分进行了全面研究，共鉴定到 38 个蛋白质，其中 28 个来源于动物药，10 个来源于植物药，还首次在该胶囊中鉴定得到甘油醛 - 3 - 磷酸脱氢酶、胍乙基磷酸丝氨酸激酶等蛋白，它们与抗凝血或溶栓活性等药效相关。

在吸收和代谢分析方面，Li J 等[169]在口服给药脑心通胶囊的大鼠血浆中检测到了芍药苷、蜕皮甾酮、桑皮苷 A、苦杏仁苷、咖啡酸、丹酚酸 B、阿魏酸、黄芪甲苷Ⅳ、刺芒柄花素、丹参酮ⅡA、隐丹参酮等 11 种成分，并研究了阿魏酸、咖啡酸、芒柄花素、隐丹参酮和丹参酮ⅡA 5 种成分在大鼠血浆中的药代动力学，发现咖啡酸、阿魏酸和芒柄花素在脑心通胶囊口服给药后在大鼠体内被快速吸收入血。黄斌等[170]应用外翻长囊法制备各肠段的脑心通胶囊肠吸收液，研究在不同肠段中脑心通胶囊化学成分的吸收情况，结果显示芍药苷、羟基红花黄色素 A、丹酚酸

B、阿魏酸在小肠的回肠段和空肠段均有吸收，而这 4 个成分的转运方式仍有待考察。本团队前期在口服给药脑心通胶囊的 Beagle 犬血浆中检测到了 25 个入血成分原型及 15 个相应代谢产物[171]；在粪便及尿液中检测到了 36 个原型成分及 52 个相应代谢产物[172]，血浆、尿液以及粪便样品中的原型成分均主要包括酚酸类、皂苷类、黄酮类以及萜类化合物。从上述这些有关脑心通胶囊口服后的吸收和代谢的研究结果看来，脑心通胶囊中存在着大量的可吸收以及难吸收入血的成分，药代动力学行为极其复杂，该药物在体内的吸收代谢情况难以仅用数种或数十种成分的药代动力曲线简单代表，仍有待进一步研究。脑心通胶囊组方的不简单决定其物质基础十分复杂，上述研究在一定程度上解析了脑心通胶囊的物质基础，同时为其药效机制研究打下了基础，为解析脑心通胶囊的科学内涵提供了依据。

二、脑心通胶囊治疗高脂血症

高脂血症（hyperlipoidemia）是指血液中的胆固醇、甘油三脂、低密度脂蛋白的水平过高，超过了正常范围，也叫作血脂异常。在临床上，治疗高脂血症常用他汀类降脂药物。在国内，许多临床研究均表明脑心通胶囊能够适当调节血液循环中的脂质水平，对 TC、TG、LDL-C、HDL-C 水平异常的改善均有效，对高脂血症的治疗具有较好的临床效果。此外，脑心通胶囊联合他汀类药物对于高脂血症治疗疗效明显，且不良反应更少，因此临床推荐联合用药。在机制研究方面，Yang 等[173]的研究表明脑心通胶囊对血脂的影响可能是通过调节 SREBP2 蛋白的表达来增强肝脏中的胆固醇代谢；同时，发现脑心通胶囊显著降低了肝脏 TG 的含量，这可能与 AMPKα 的激活有关。激活的 AMPKα 不仅增加了 HSL 和 ATGL 的蛋白表达从而促进了 TG 的分解，同时也抑制了 DGAT1 蛋白的表达从而减少了 TG 的生物合成。此外，另外一种 TG 水解催化剂 CGI－58 蛋白的表达也得到了脑心通胶囊的增强。脑心通胶囊存在大量难以吸收入血的成分，不排除其可能部分通过影响肠道菌群作用的代谢通路起到调节脂质代谢的作用，从胆汁酸肝肠循环角度探讨脑心通胶囊降血脂的机制可能是一个值得研究的方向。

三、脑心通胶囊治疗动脉粥样硬化

动脉粥样硬化是一种因斑块堆积而导致动脉狭窄的疾病，当动脉粥样硬化发展到一定程度就会导致受累器官的缺血，出现心肌缺血、脑缺血等常见症状。最为严重的是斑块一旦破裂，就会形成血栓，导致受累器官坏死，产生心肌梗死、脑梗死等严重后果。动脉粥样硬化血管病理特征的最初出现，如动脉内膜的异常增厚等，都是在非常年轻的时候开始的，但这种病理改变却可以维持数十年，直至动脉粥样硬化症状的出现。尽管病理发展过程持续的时间如此漫长，但动脉粥样硬化这个疾病通常难以察觉，一般都是在患者患有其他心血管疾病时才首次发现，如心肌梗死和脑卒中。动脉粥样硬化似乎是一个威胁生命健康的终生的负担，但其发展成为严重疾病的时间漫长，这也给我们提供了一个足够长的治疗窗口，以降低发生心血管疾病的风险。

目前，已经明确脑心通胶囊治疗在动脉粥样硬化发展的不同阶段都是具有积极作用的。一般认为动脉粥样硬化是由血脂异常和内皮细胞在多种刺激下激活引起的，同时它也是一个慢性炎症过程，与之相对应，脑心通胶囊已被证明可以改善脂质代谢异常、减轻炎症反应以及改善内皮功能，这也是其发挥抗动脉粥样硬化药效的主要方面。

在动脉粥样硬化发展的晚期，最紧迫的任务之一是保持斑块足够稳定，以免其破裂形成血栓，导致心肌梗死或脑卒中。Yang 等[174] 在高脂饲养 ApoE−/− 小鼠致动脉粥样硬化动物模型中，发现脑心通胶囊不仅减轻了主动脉动脉粥样硬化病变，而且还能稳定斑块。脑心通胶囊增加了病变区域纤维帽的平滑肌细胞/胶原蛋白含量，同时减少了病变区域纤维化、钙化面积以及巨噬细胞的堆积，从而提高了斑块的稳定性，防止了斑块破裂和血栓形成，其机制与平滑肌肌动蛋白 SM22α 表达水平的上调及 MMP−2、TNF-α 等表达水平的下调有关。进一步地，Yang 等[173] 利用该动物模型观察了脑心通胶囊与阿托伐他汀联合用药的效果，发现脑心通胶囊不仅增强了阿托伐他汀稳定斑块的效果，还改善了长期服用阿托伐他汀导致的肝损伤的副作用。

随着动脉粥样硬化的进展，不稳定斑块最终可能破裂形成动脉血栓，这是心肌梗死的主要原因。Choi 等[175] 在角叉菜胶诱导的血栓小鼠模型中，发现脑心通胶囊能够显著减少血栓的形成。在机制上，研究表明脑心通胶囊降低了血清中的 TNF-α 和 P 选择素（P-selectin）的水平。在体外，通过对人脐静脉内皮细胞（HUVECs）的研究，发现脑心通胶囊可以通过抑制 IL−6、VCAM−1 和 ICAM−1 的表达，减少线粒体超氧化物的产生，从而抑制脂多糖（Lipopolysaccharide，LPS）激活的 THP−1 单核细胞与 HUVECs 的黏附。此外，脑心通胶囊还可以抑制氧化低密度脂蛋白（ox-LDL）激活的血小板与 HUVECs 的黏附，以及抑制 LPS 或氯吡格雷诱导的细胞死亡。脑心通胶囊的抗血栓效果被进一步地通过研究其对两条重要的抗凝通路 AT-Ⅲ 和 TFPI 的作用得到解析。事实上，脑心通胶囊不仅抑制了 LPS 诱导的组织因子（Tissue factor，TF）和肿瘤坏死因子样细胞因子 1A（Tumor necrosis factor-like cytokine1A，TL1A）的表达，同时恢复了 LPS 抑制的 TFPI、AT-Ⅲ 和 VEGF-α 的表达[175]。脑心通胶囊的抗血栓作用可归因于其对内皮损伤或炎症引起的血小板活化的保护作用。

最近的研究表明，对动脉粥样硬化而言，糖尿病引起的高血糖是一个重要而独立的危险因素，可能对动脉粥样硬化的发展起重要作用。事实上，在临床中，糖尿病患者发生动脉粥样硬化的概率大大增加。有趣的是，脑心通胶囊在二型糖尿病中也显示出了治疗的优势。在二型糖尿病 db/db 小鼠模型中，Yang 等[176]证明了脑心通胶囊可以抑制糖尿病肾病的发展，这归因于其降低血糖的疗效。本团队前期也在二型糖尿病大鼠模型中发现脑心通胶囊具有显著的降糖、降脂功效，能够显著减轻糖尿病代谢紊乱的病变，其药效机制可能与肠道菌群的调节相关[177]。尽管糖尿病肾病的保护作用能否降低动脉粥样硬化的发生风险尚不明确，但脑心通胶囊可能通过减轻高糖诱导的内皮细胞损伤来降低糖尿病患者发生动脉粥样硬化的概率。

综上所述，在不同的阶段，不同的动物模型中，脑心通胶囊均展现出对动脉粥样硬化具有很好的保护作用。动脉粥样硬化是一个慢性过程，因此必须对患者进行长期治疗。然而，一些长期抗动脉粥样硬化干预的严重不良反应已被报道，如长期服用他汀类药物出现肝功能异常。此外，仍有大量的患者不耐受或者对于他汀类药物的治疗疗效不显著。因此，对于动脉粥样硬化类疾病可以考虑使用替代药物，如脑心通胶囊等中药，至少考虑可以当作辅助治疗的手段之一。

四、脑心通胶囊治疗心血管疾病

冠心病是造成心血管疾病死亡率升高的最大贡献者。缺血性心脏病是冠心病的主要表现形式，也是脑心通胶囊发挥心脏保护作用的主要领域。冠心病通常由冠状动脉粥样硬化引起，导致流向心脏组织本身的血流量受限，最终导致心脏细胞损伤或死亡，继而发生心肌梗死。临床上，患者经过适当的药物治疗后，血流可以恢复，但缺血再灌注（ischemia reperfusion，I/R）损伤总是随之而来。脑心通胶囊不仅有助于防治冠状动脉粥样硬化，而且还通过抑制氧化应激、炎症和凋亡减轻 I/R 损伤。此外，脑心通胶囊还可以促进新生血管形成。

对于重症冠心病，经皮冠状动脉介入（PCI）和冠状动脉旁路移植术（CABG）是两种主要的手术治疗方法。PCI 可以通过拓宽狭窄的动脉迅速恢复血液供应。但 PCI 可引起斑块破裂、血栓形成、血小板活化，甚至继发性血栓形成，目前抗血小板治疗多采用阿司匹林与氯吡格雷联合治疗。Chen 等[178]的研究表明，具有更多 CYP2C19 *2 基因拷贝的人对氯吡格雷治疗的敏感性较低，因此，常规双联抗血小板治疗在具有 CYP2C19 *2 基因多态性的人身上效果并不理想，氯吡格雷那部分的药效未能够很好展现出来。值得一提的是，中国约有一半人口具有 CYP2C19 *2 非功能等位基因，对氯吡格雷的抗血小板作用不够敏感。然而，无论患者基因多态性如何，脑心通胶囊均能显著抑制血小板聚集。Chen 等[179]在脑心通胶囊治疗具有 CYP2C19 *2 基因多态性患者的随机对照试验中发现，PCI 术后，在常规双抗血小板治疗（阿司匹林＋氯吡格雷）中加入脑心通胶囊对 CYP2C19 *2 基因多态性患者有很大帮助，体现在治疗时展示出更强的抗血小板聚集效果，并且不良心血管事件发生也显著减少。该研究小组还试图通过体外研究阐明相关机制。在人肝微粒体中，发现脑心通胶囊明显提高了 CYP2C19 酶对药物代谢的催化活性。在 HepG2 细胞中，无论是否转染孕烷 X 受体（Progestane X receptor，PXR），结果都证明脑心通胶囊可以通过 PXR 增强 CYP2C19 的启动子活性、表达和代谢活性[180]。基于脑心通胶囊在 *CYP2C19 *2* 基因型患者上使用的良好效果，PCI 术后可在双重治疗中考虑加入脑心通胶囊，特别是对于中国患者。

冠脉微栓塞（coronary microembolization，CME）是 PCI 术干预急性冠脉综合征的一种并发症，一般发生于动脉硬化斑块破裂并造成远端微血管阻塞，进而引发无复流或慢复流的现象。在 CME 大鼠模型中，Wang 等[181]研究证明脑心通胶囊无论有无双重抗血小板（阿司匹林＋氯吡格雷）干预均能显著减少 CME 数量和心肌细胞凋亡。虽然脑心通胶囊联合双重抗血小板干预组 CME 和心肌细胞凋亡最少，但其血小板聚集率高于双重抗血小板干预组，可缩短出血和凝血时间。在一定程度上，脑心通胶囊不仅具有抗 CME 的作用，同时还能减少出血的副作用，从而有助于双重抗血小板干预。

大多数冠心病的治疗策略，包括药物治疗和手术治疗，都是为了避免心肌梗死。目前，每年发生 1000 多万例心肌梗死，导致数百万人死亡。研究表明脑心通胶囊对心肌梗死的恢复具有积极效果。Wang Y 等[182]通过冠状动脉结扎建立的急性心肌梗死小鼠模型，模拟冠状动脉血流恢复后 I/R 损伤，并进行脑心通胶囊给药治疗，结果显示脑心通胶囊显著改善小鼠 I/R 损伤后的心功能。进一步地，发现脑心通胶囊抑制了 NLRP3 炎症小体激活，caspase－1 和 IL－1β 的成熟以及巨噬细胞和中性粒细胞的浸润，提示脑心通胶囊可能是通过抑制 NLRP3 信号通路介导的炎症反应来保护心血管。Wang 等[183]采用永久性的心肌梗死小鼠模型，把脑心通胶囊的心血管保护作用重点聚焦在新生血管上。研究结果显示脑心通胶囊能够通过增加 VEGF-α 和 VEGF 受体的表达来增强早期内皮细胞的动员和整合，进而激活 Akt，磷酸化 eNOS，正向靶向 MMP－9，介导可溶性 Kit 配体蛋白的释放。这些蛋白参与招募和动员内皮细胞，有助于新血管的形成。这表明脑心通胶囊通过 VEGF/eNOS 信号通路介导新血管的生成，从而改善心肌梗死损伤。

在出现心肌梗死后，当血流恢复时可产生过多的活性氧（reactive oxygen species，ROS），这会对心肌细胞造成严重损害。在体外，两项独立的研究显示脑心通胶囊可减轻 H_2O_2 诱导的 H9c2 心肌细胞的氧化应激。Zhang 等[184]的研究表明，脑心通胶囊通过激活抗氧化分子的表达降低细胞内 ROS 含量，降低丙二醛（Malondialdehyde，MDA）的生成，减少细胞损伤。脑心通胶囊的抗氧化应激作用可降低细胞内 Ca^{2+} 浓度，恢复线粒体膜电位，这可以对脑心通胶囊抑制细胞凋亡做出贡献。脑心通胶囊抑制细胞凋亡的另一机制可能与 ERK1/2 的激活有关，ERK1/2 可下调 Bad，上调 Bcl－2。在另一组的研究中，Xu 等[185]也观察到脑心通胶囊对凋亡的类似作用，并对凋亡相关蛋白进行了更详细的研究，发现脑心通胶囊增加了抗凋亡标志物 MCL－1 的水平，降低了促凋亡标志物 Bad 和 Bax 的水平。此外，还发现脑心通胶囊降低 H_2O_2 诱导的 H9c2 细胞的自噬。

到目前为止，一些体内或体外的研究已经证明脑心通胶囊在许多不同的情况下对冠心病的预防和治疗都是有效的。这些研究主要包括小规模的临床试验，常规的动物试验，以及细胞层面上的机制研究。然而，临床上还是缺乏长期随访的随机对照试验，有待此类研究的进行。

第五节　本书主要研究内容概述

一、本书的研究思路

随着人们生活习惯的改变，脂代谢紊乱引发的心脑血管疾病的发病率逐年上升，且居高不下。其中，高脂血症、动脉粥样硬化等脂代谢紊乱相关疾病已经成为亟需解决的重大健康问题。

中医在几千年的临床实践中，积累了一批疗效可靠、体内用药安全的药方，脑心通胶囊是在经典名方补阳还五汤的基础上，添加了虫类药、活血化瘀药改进的现代中药制剂，在防治高脂血症及其并发症动脉粥样硬化、冠心病、脑卒中等方面，具有安全性高、有效性显著等优势。

近年来，大量研究表明脑心通胶囊对心脑血管具有显著的保护作用，尤其临床上应用于脂代谢紊乱所致的心血管疾病，如动脉粥样硬化、冠心病等疗效显著。基础研究也表明脑心通胶囊能够显著改善血脂紊乱、降低血糖、保护血管内皮等。但从整体看来，目前有关脑心通胶囊的药效机制研究多集中在动物体内或者细胞体外的单通路研究，无法体现中医学的整体观念。

心血管代谢性疾病的发生发展与肠道菌群失衡相关，肠道菌群分泌的代谢物运输入血循环后，影响宿主的生理健康。脑心通胶囊作为 16 味药材直接打成超微粉装入胶囊制得的口服的纯中药复方制剂，化学成分极为复杂，存在大量的难以被人体吸收入血的化学物质，如膳食纤维等，这些成分长时间滞留于胃肠道中，对肠道菌群及代谢产物具有一定的调节作用。

本团队前期在高脂饲喂结合力竭游泳所致气虚血瘀的大鼠模型中，发现了脑心通胶囊具有显著的改善血脂、抗炎等多方面抗心血管疾病的药效作用，且其与抗血小板、他汀类的药物联用能够增强其药效，在一定程度上能够替代他汀类药物使用[186]。本团队对脑心通胶囊口服后的吸收和代谢成分进行了研究，在动物血浆中检测到了 25 种原型成分以及 15 种代谢物，表明脑心通胶囊的可吸收入血成分有限[171]。本团队还在二型糖尿病大鼠模型中，发现了脑心通胶囊能够显著恢复模型大鼠的肠道菌群的紊乱，显著抑制模型大鼠血糖血脂的异常升高，显著改善心血管功能、肝肾损伤等[177]。本团队前期已经证实了脑心通胶囊对心血管疾病具有较强的治疗作用，且入血成分有限；对代谢综合征作用显著，且对肠道微生物有显著影响。基于此，我们推测脑心通胶囊治疗心血管疾病可能一部分通过入血成分作用靶器官起效，一部分通过调节肠道微生态起效。

二、本书解决的关键问题与主要研究内容

在本书中，我们解决了如下关键问题：①脑心通胶囊入血成分在体内发挥治疗心血管病的整体药效靶点及通路？②脑心通胶囊在防治脂代谢紊乱所致心血管疾病的长期用药疗效如何？脑心通胶囊对肠道微生态的影响如何？③脑心通胶囊通过影响肠道微生态发挥药效的机制是什么？

针对上述问题，本书采用网络药理学方法，对其入血成分进行了治疗心血管疾病的作用靶点和通路的研究；采用高脂饲喂小型猪脂代谢异常模型，动态监测脑心通胶囊的长期整体疗效，并采用 16S rDNA 测序方法，研究了脑心通胶囊对肠道微生态的影响，揭示了肠道微生态在脑心通胶囊防治心血管疾病中的作用；采用高脂饲喂 $ApoE^{-/-}$ 小鼠动脉粥样硬化模型，通过肠道微生物组学以及血清、粪便代谢组学联用的方法，探讨了脑心通胶囊通过影响肠道微生态发挥药效的机制。

综上所述，本书从入血成分及肠道微生物的角度，解析脑心通胶囊治疗心血管疾病的作用机制，构建了其发挥整体药效的途径网络，为其临床应用提供了新的科学依据。

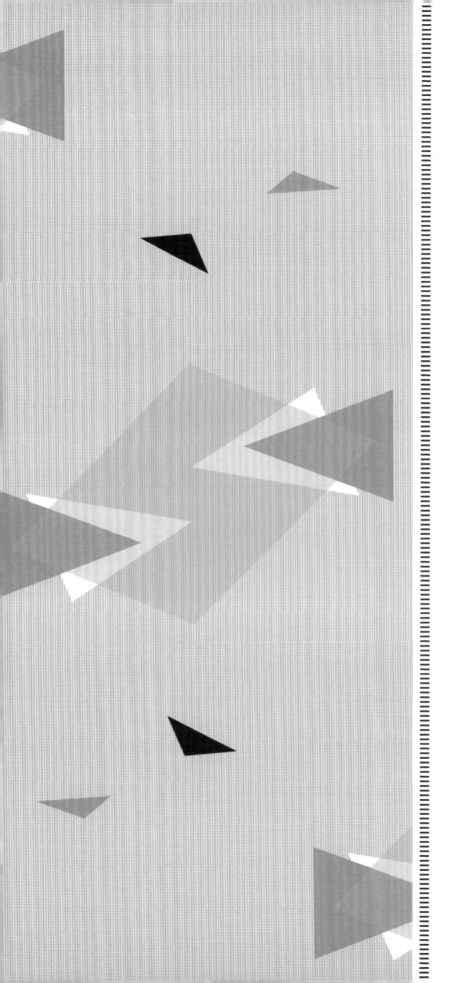

第二章 脑心通胶囊入血成分抗心血管疾病机制的网络药理学研究

中药复方化学成分复杂，药效物质难以阐明。分析其吸收入血成分，能够确定体内直接发挥作用的物质，是寻找药效物质的有效方法。本团队前期对脑心通胶囊进行了入血成分的研究，鉴定出丹参素、隐丹参酮、肉桂醛、绿原酸、咖啡酸、芦丁、迷迭香酸、芒柄花黄素、丹参酮ⅡA 等 25 种原型成分以及 15 种代谢物，为脑心通胶囊药效机制的研究奠定了物质基础[171]。

心血管疾病是一种复杂疾病，单一靶点、单一通路的传统研究模式不足以解析复方中药对其整体调控的作用机制。网络药理学技术能够通过大数据分析，从网络层面系统地考察多成分药物干预疾病靶点，探寻药物与疾病之间的关联[187]，从系统生物学的角度，阐释药物对疾病的调控过程，与中医整体观相契合。因此，网络药理学适用于含复杂成分的中药研究，有助于更全面地揭示中药治疗疾病的作用机制。

本章运用网络药理学技术，探讨脑心通胶囊入血成分的作用靶标及通路，旨在阐明其吸收入血后，在体内防治心血管疾病的复杂机制。

【研究方法】

（一）脑心通胶囊的入血成分

根据本团队前期的研究结果，通过剔除无作用靶点的成分，最终筛选得到 28 种脑心通胶囊的入血成分进行网络药理学研究，化合物的具体信息见表 2 - 1。随后从 PubChem 数据库检索到上述化合物的结构，如图 2 - 1 所示，并保存为"sdf"格式文件，用于后续分析。

表 2 - 1　脑心通胶囊的入血成分

序号	化合物	来源
1	迷迭香酸（Rosmarinic acid）	丹参
2	川芎内酯 F（Senkyunolide F）	川芎
3	苦杏仁苷（Amygdalin）	桃仁
4	黄芪甲苷Ⅳ（Astragaloside Ⅳ）	黄芪
5	咖啡酸（Caffeic acid）	黄芪
6	毛蕊异黄酮（Calycosin）	黄芪
7	毛蕊异黄酮苷（Calycosin - 7 - O-glucoside）	黄芪
8	绿原酸（Chlorogenic acid）	黄芪、丹参
9	肉桂醛（Cinnamaldehyde）	桂枝
10	芦丁（Rutin）	红花
11	隐丹参酮（Cryptotanshinone）	丹参
12	川芎内酯 G（Senkyunolide G）	川芎

续上表

序号	化合物	来源
13	丹参素（Danshensu）	丹参
14	蜕皮甾酮（Ecdysterone）	牛膝
15	阿魏酸（Ferulic acid）	红花
16	刺芒柄花素（Formononetin）	黄芪、鸡血藤
17	丁烯基酞内酯（Butylidenephthalide）	川芎
18	羟基红花黄色素 A（Hydroxysafflor yellow A）	红花
19	川芎内酯（Ligustilide）	川芎
20	紫草酸（Lithospermic acid）	丹参
21	丹参酮ⅡA（Tanshinone ⅡA）	丹参
22	芍药苷（Paeoniflorin）	赤芍
23	原儿茶醛（Protocatechualdehyde）	桂枝
24	大豆苷元（Daidzein）	醋乳香、鸡血藤、桂枝、牛膝
25	肉桂酸（Cinnamic acid）	桂枝
26	7, 3, 4 – 三羟基异黄酮（7, 3, 4 – trihydroxyisoflavone）	黄芪
27	d – 扁桃腈葡萄糖苷（Prunasin）	桃仁
28	扁桃腈（mandelonitrile）	桃仁

注：No.1～No.23 为原型成分；No.24～No.28 为代谢物。

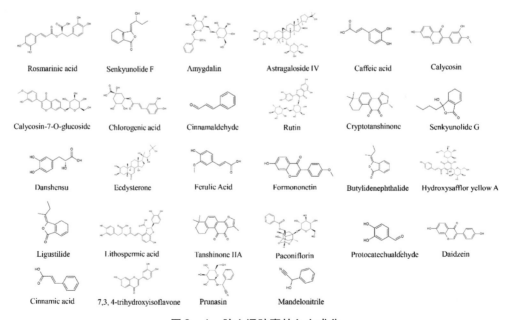

图2－1 脑心通胶囊的入血成分

（二）脑心通胶囊入血成分抗心血管疾病靶点筛选及其网络的构建

通过 TCMSP、CTD、Swiss Target Prediction 数据库以及 Uniprot 数据库获得脑心通胶囊 28 种入血成分作用的靶基因。以"Cardiovascular disease"为检索词，在 GeneCards、DisGeNET 和 OMIM 数据库搜索心血管疾病靶基因。利用 Venny 2.1 软件对心血管靶基因与脑心通胶囊入血成分靶基因进行筛重，共同靶基因作为脑心通胶囊治疗心血管疾病的潜在作用靶点。使用 Cytoscape 3.7.2 软件，进行入血成分 - 抗心血管疾病靶点"网络的构建。

（三）靶蛋白相互作用（PPI）网络的构建与分析

利用 STRING 平台对入血成分潜在作用靶点进行 PPI 网络的构建，蛋白种类设置为"Homo sapiens"，相互作用阈值设为 0.9，其余参数保持默认设置。将所得 PPI 网络导入 Cytoscape 3.7.2 软件进行网络拓扑分析，将节点度（Degree）大于 2 倍中位值、紧密中心度（Closeness centrality）和间距中心度（Betweenness centrality）均大于其中位值的节点基因作为脑心通胶囊治疗心血管疾病的核心靶基因。

（四）脑心通胶囊入血成分作用靶点 GO、KEGG 富集分析

利用 DAVID 数据库对入血成分 - 抗心血管疾病靶点进行 GO 功能和 KEGG 通路富集分析，背景与物种设置均为"Homo sapiens"进行操作。

（五）脑心通胶囊入血成分 - 靶点 - 通路网络构建

利用 Cytoscape 3.7.2 软件对上述所得的脑心通胶囊入血成分、核心基因靶点和富集分析所得关键通路，进行"入血成分 - 靶点 - 通路"网络的构建，以进一步了解复方中药在体内的药效作用机制。

（六）脑心通胶囊入血成分与核心靶点的分子对接验证

根据成分 - 靶点网络图和 PPI 网络图所得数据结果，筛选出脑心通胶囊入血成分中作用靶点 Degree 值排名前五的成分以及 PPI 网络中 Degree 值排名前五的蛋白靶点，利用 Autodock 软件进行分子对接验证。在 pubchem 网站中检索各化学成分，下载其 2D 结构的"sdf"文件，运用 ChemBio3D 软件将 2D 结构转换成 3D 结构，并进行能量最小化的优化处理，并保存为"mol2"格式文件；通过 RCSB PDB 数据库检索各蛋白靶点的最佳晶体结构，并下载保存为"pdb"格式文件。通过 Autodock 软件处理将化学成分的"mol2"格式文件转换为"pdbqt"格式文件；上述蛋白晶体结构导入 PyMOL 软件进行去水和移除小分子配体，然后通过 Autodock 软件对其进行加氢处理，最终导出保存为"pdbqt"格式文件。利用 Autodock 软件对上述的化学成分及蛋白靶点进行分子对接验证，并通过 PyMOL 软件将对接结果可视化。

【研究结果】

（一）脑心通胶囊入血成分 - 靶点网络

28 个入血成分共关联 745 个作用靶点（图 2 - 2），连线表示化合物与目标蛋白之间的交互作用。红色节点代表入血成分，黄色节点代表目标蛋白。

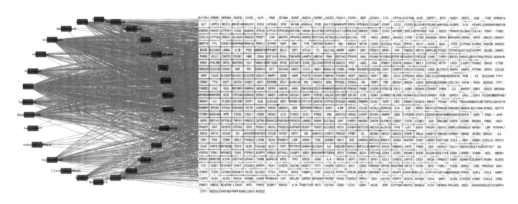

图 2 - 2 入血成分 - 靶点网络

（二）脑心通胶囊入血成分抗心血管疾病的潜在作用靶点

将 745 个入血成分靶点与 1102 个心血管疾病靶点进行交集，筛选得到 123 个入血成分抗心血管疾病的潜在作用靶点（图 2 - 3），用于后续 PPI 网络构建分析。

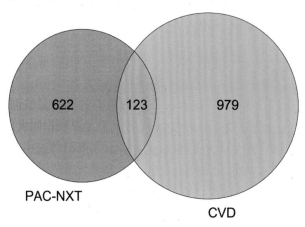

图 2 - 3 交集靶点 Venn 图

（三）脑心通胶囊入血成分抗心血管疾病靶点的网络分析

抗心血管疾病靶点的 PPI 网络共有 123 个节点及 2322 条相互作用连线（见图2－4、图2－5）。Degree 大于 2 倍中位值、Closeness centrality 和 Betweenness centrality 均大于其中位值的节点（即核心靶点）共有 25 个（表 2－2），分别为 STAT3、MAPK1、EP300、AKT1、TNF、IL－6、VEGFA、EGFR、TP53、APP、EGF、PTPN11、FN1、JAK2、IL1B、INS、ESR1、STAT1、MYC、TGFB1、CXCL8、MMP9、EDN1、CTNNB1、ALB。入血成分－抗心血管疾病靶点网络图见图2－6，Degree 值排名前五的成分分别为 Cinnamaldehyde（肉桂醛）、Caffeic acid（咖啡酸）、Daidzein（大豆苷元）、Rosmarinic acid（迷迭香酸）、Chlorogenic acid（绿原酸）。

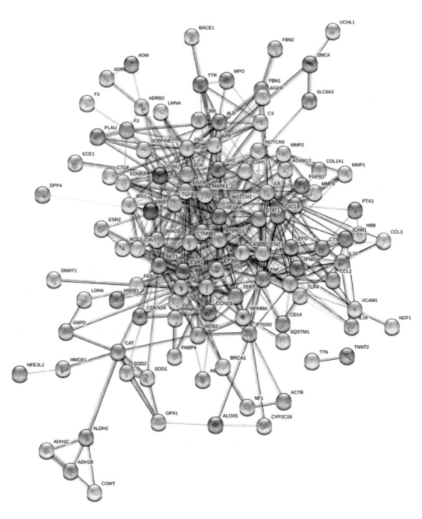

图 2－4　123 个靶蛋白 PPI 网络

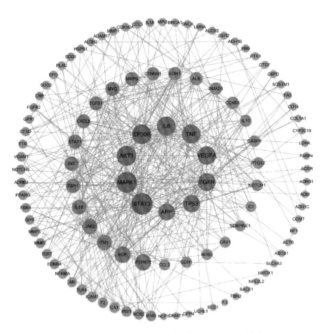

图 2-5 优化后的靶蛋白 PPI 网络

表 2-2 核心靶点及其拓扑参数

序号	Gene symbol	Protein name	Degree	Closeness centrality	Betweenness centrality
1	STAT3	Signal transducer and activator of transcription 3	31	0.51923077	0.10837108
2	MAPK1	Mitogen-activated protein kinase 1	29	0.50704225	0.11283056
3	AKT1	RAC-alpha serine/threonine-protein kinase	27	0.50943396	0.16534913
4	EP300	Histone acetyltransferase p300	27	0.48648649	0.10350668
5	IL-6	Interleukin-6	25	0.46551724	0.05447426
6	TNF	Tumor necrosis factor	25	0.46753247	0.05836193
7	VEGFA	Vascular endothelial growth factor A	24	0.50704225	0.05849096
8	EGFR	Epidermal growth factor receptor	23	0.46753247	0.05168386
9	TP53	Cellular tumor antigen p53	22	0.48430493	0.09259759
10	APP	Amyloid-beta precursor protein	21	0.44628099	0.08600045
11	EGF	Epidermal growth factor	20	0.46551724	0.03755548
12	PTPN11	Protein Tyrosine Phosphatase Non-Receptor Type 11	20	0.45957447	0.0280709

续上表

序号	Gene symbol	Protein name	Degree	Closeness centrality	Betweenness centrality
13	FN1	Fibronectin 1	18	0.43724696	0.02526013
14	JAK2	Janus kinase 2	18	0.44813278	0.02169194
15	IL1B	Interleukin – 1 beta	17	0.43373494	0.0182445
16	INS	Insulin	16	0.45378151	0.03537528
17	ESR1	Estrogen receptor	16	0.45378151	0.03135068
18	STAT1	Signal transducer and activator of transcription 1 – alpha/beta	16	0.44	0.01851976
19	MYC	Myc proto-oncogene protein	15	0.45	0.01029364
20	TGFB1	Transforming growth factor beta – 1	15	0.44262295	0.0164126
21	CXCL8	Interleukin – 8	15	0.43902439	0.01805347
22	MMP9	Matrix metalloproteinase – 9	15	0.41860465	0.04225938
23	EDN1	Endothelin – 1	14	0.44813278	0.05024623
24	CTNNB1	Catenin beta 1	14	0.42857143	0.00772834
25	ALB	Albumin	13	0.40909091	0.0102548

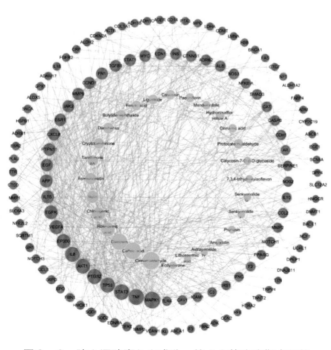

图 2 – 6　脑心通胶囊入血成分 – 抗心血管疾病靶点网络

（四）GO 富集分析

对 123 个潜在作用靶点进行 GO 分析，列出了显著性最高的排名前十的生物过程、细胞组分和分子功能的条目。结果显示，靶点在生物过程上（图 2 - 7），主要富集于 positive regulation of nitric oxide biosynthetic process（一氧化氮生物合成过程的正调控）、response to hypoxia（低氧应答）、positive regulation of gene expression（基因表达正调控）等；在细胞组分上（图 2 - 8），主要富集于 extracellular space（细胞外空隙）、extracellular region（胞外区）、membrane raft（膜筏）等；在分子功能上（图 2 - 9），主要富集于 protein binding（蛋白结合）、enzyme binding（酶结合）、receptor binding（受体结合）、protein kinase binding（蛋白激酶结合）等，表明脑心通胶囊可能在细胞外空隙等组分通过蛋白结合等分子功能，调节一氧化氮生物合成过程的正调控等过程，从而发挥疗效。

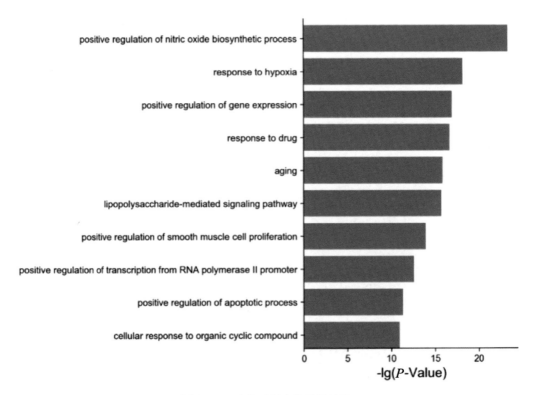

图 2 - 7　生物过程富集分析结果

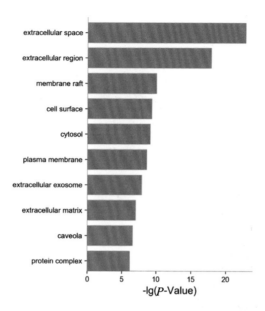

图2-8 细胞组分富集分析结果

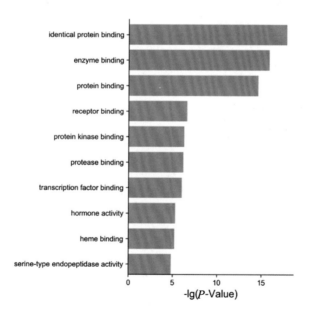

图2-9 分子功能富集分析结果

（五）KEGG 通路注释分析

以 $P < 0.05$ 作为筛选条件，富集 123 个潜在作用靶点的 KEGG 通路，列出前 30 条通路（图 2 - 10），其中与心血管疾病密切相关的通路有：NOD 样受体信号通路、Toll 样受体信号通路、TNF 信号通路、FoxO 信号通路、Jak-STAT 信号通路、PI3K-Akt 信号通路等，这些通路涉及免疫炎症、细胞凋亡、抗氧化应激等多个方面，广泛参与心血管疾病发生发展的各个环节。

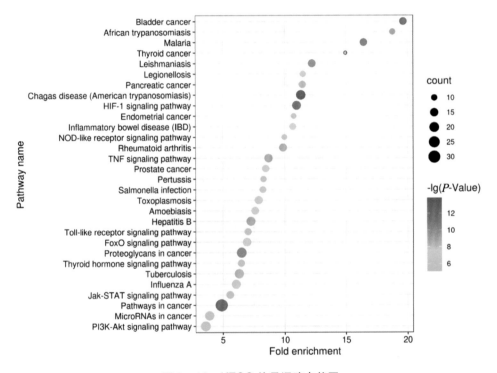

图 2 - 10 KEGG 信号通路点状图

（六）脑心通胶囊入血成分 - 抗心血管疾病靶点 - 通路网络结果分析

根据前述步骤，挑选了与心血管疾病密切相关的靶点与关键通路，进行了网络的构建，图 2 - 11 展示了脑心通胶囊入血成分 - 抗心血管疾病靶点 - 关键通路网络。图中，红色圆形代表脑心通胶囊的 28 种入血成分，黄色六边形代表 123 个潜在抗心血管疾病的作用靶点，倒置箭头代表 KEGG 通路富集分析中与心血管疾病密切相关的 7 条关键通路。

由网络图可知，脑心通胶囊的入血成分可作用于不同的心血管疾病靶点，对不同的关键信号通路进行调控，从而发挥治疗心血管疾病的作用。该网络图反映了脑心通胶囊在体内通过"多成分-多靶点-多通路"模式发挥药效的作用特点。

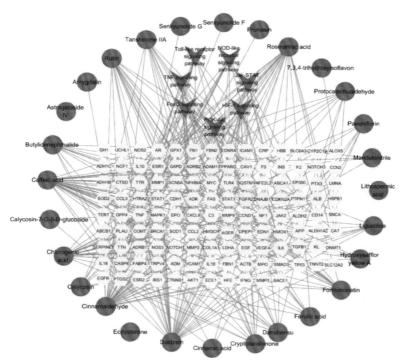

图2-11　入血成分-抗心血管疾病靶点-关键信号通路网络

（七）脑心通胶囊入血成分与核心靶点的分子对接验证结果分析

运用 Autodock 软件将 Degree 值排名前五的成分 Cinnamaldehyde（肉桂醛）、Caffeic acid（咖啡酸）、Daidzein（大豆苷元）、Rosmarinic acid（迷迭香酸）、Chlorogenic acid（绿原酸）分别与 STAT3、MAPK1、EP300、AKT1、IL-6 5 个核心蛋白靶点进行分子对接，得到对接模型的结合能（表2-3），对接结果只保留了结合能绝对值最大的一种对接情况。Rosmarinic acid 与 EP300 蛋白之间的结合能绝对值最大，表明它们的结合活性最强。各成分与对应靶点蛋白的结合能绝对值均大于 3.5 kcal/mol，并有部分结合有绝对值大于 7 kcal/mol 的情况出现，说明肉桂醛、咖啡酸、大豆苷元、迷迭香酸、绿原酸与上述关键靶点蛋白之间的结合程度较好。脑心通胶囊入血成分可能通过靶向作用于 STAT3、MAPK1、EP300、AKT1、IL-6 等关键靶点来发挥其防治心血管疾病的药效作用。最后利用 PyMOL 软件将结合能绝对值排名前五的成分与蛋白的对接分析结果进行可视化，可视化结果如图2-12 所示，图中黄色虚线表示迷迭香酸、绿原酸、大豆苷元与相应蛋白靶点之间通过氢键发生相互作用。

表2-3 脑心通胶囊入血成分与核心作用靶点的分子对接验证结果（单位：kcal/mol）

靶点	肉桂醛	咖啡酸	大豆苷元	迷迭香酸	绿原酸
STAT3 （6NUQ）	-3.6	-5.5	-6.6	-7.8	-7.8
MAPK1 （6G54）	-4.8	-5.1	-7.7	-7.2	-7.2
EP300 （6V90）	-3.5	-5.7	-8.2	-9.4	-8.1
AKT1 （2UZS）	-3.6	-4.5	-7.1	-6.4	-6.0
IL-6 （409H）	-4.2	-5.3	-6.6	-6.6	-6.6

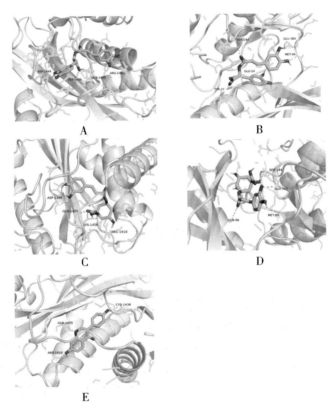

图2-12 脑心通胶囊入血成分与核心作用靶点的分子对接结果

注：A. 迷迭香酸-EP300；B. 迷迭香酸-STAT3；C. 绿原酸-EP300；

D. 绿原酸-STAT3；E. 大豆苷元-EP300。

（八）小结

本章通过网络药理学技术，预测了脑心通胶囊入血成分的靶点，包括 STAT3、MAPK1、EP300、AKT1、TNF、IL-6、VEGFA、EGFR、TP53、APP 等，主要涉及细胞周期与凋亡相关蛋白、炎症因子、氧化还原反应酶等。此外，发现脑心通胶囊入血成分的潜在作用靶点主要参与调控 NOD 样受体信号通路、Toll 样受体信号通路、TNF 信号通路、FoxO 信号通路、Jak-STAT 信号通路以及 PI3K-Akt 信号通路等，从而发挥调节免疫、抗炎、抗氧化应激等药效。

　　ASCVD 是最为普遍的心血管疾病，其发生不仅与血浆的脂质增加有关，而且与斑块形成的不同发展阶段所伴随的免疫反应和炎症相关。Toll 样受体介导的信号通路在 ASCVD 的起始、进展的不同时期均起到重要作用，现已成为研究 ASCVD 发病机制的新靶点[188]。当 Toll 样受体 4（TLR4）通路被激活时，激活 NF-κB，分泌大量炎症因子，激活系列蛋白酶联反应，致使基质蛋白、弹性蛋白及胶原蛋白发生降解，使动脉壁变薄，斑块不稳定性增加，最终导致斑块破裂、形成血栓，引发急性心血管事件[189-190]。本研究发现，脑心通胶囊入血成分可能通过调控 *TLR4*、*CD14*、和 *CASP8* 等关键基因的表达，调控 Toll 样受体信号通路（图 2 – 13），发挥抗 AS-CVD 作用。

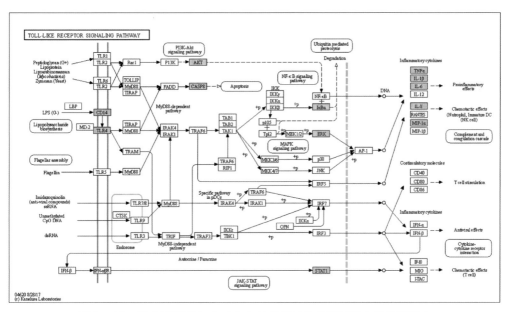

图 2 – 13　脑心通胶囊入血成分在 Toll 样受体信号通路中的作用靶点

　　核苷酸结合寡聚化结构域（NOD）样受体也是宿主的一类模式识别受体，在先天性免疫应答中扮演着非常重要的角色。NOD 样受体通过调控炎性体的形成，诱导产生 IL – 1β 和 IL – 18，从而参与炎症反应[191]。本研究发现，脑心通胶囊入血成分可能通过调控 *CASP8*、*ERK* 等关键基因的表达，调控 NOD 样受体信号通路（图 2 – 14），从而发挥抗炎的效果。

　　FoxO 信号通路主要参与细胞凋亡，细胞周期调控，葡萄糖代谢以及抗氧化应激等细胞生理事件[192]。本研究发现脑心通胶囊入血成分可能通过调控 *IRS*、*Akt* 以及 *STAT3* 等关键基因的表达，调控 FoxO 信号通路（图 2 – 15）。

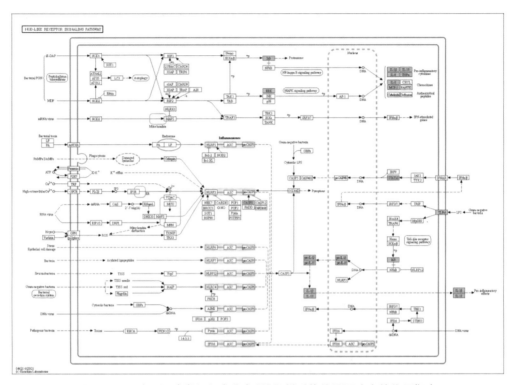

图 2 - 14　脑心通胶囊入血成分在 NOD 样受体信号通路中的作用靶点

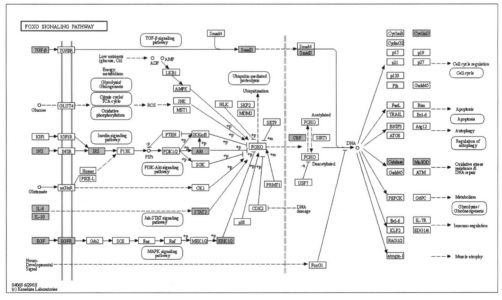

图 2 - 15　脑心通胶囊入血成分在 FoxO 信号通路中的作用靶点

国内外心血管疾病的研究中，发现 JAK-STAT 通路参与了心肌缺血、心肌细胞肥大等病变过程[193-194]。本研究发现，脑心通胶囊入血成分可能通过调控 *JAK*、*STAT* 以及 *SHP2* 等关键基因，调控 JAK-STAT 通路（图 2-16）。

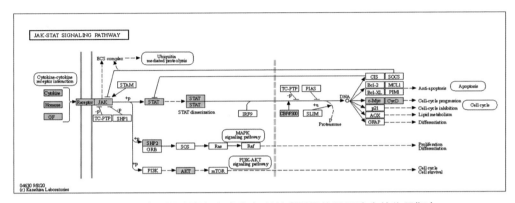

图 2-16　脑心通胶囊入血成分在 JAK-STAT 信号通路中的作用靶点

目前，研究表明 PI3K-Akt 信号通路广泛参与了 ASCVD 的形成过程，包括炎症细胞聚集、血管平滑肌细胞增殖，病理性新生血管生成等，促进动脉粥样硬化的发生与发展[195]，本研究发现，脑心通胶囊入血成分可能通过调控 *JAK*、*Akt* 以及 *p53* 等关键基因，调控 PI3K-Akt 信号通路（图 2-17），从而抑制 ASCVD 的发生发展。

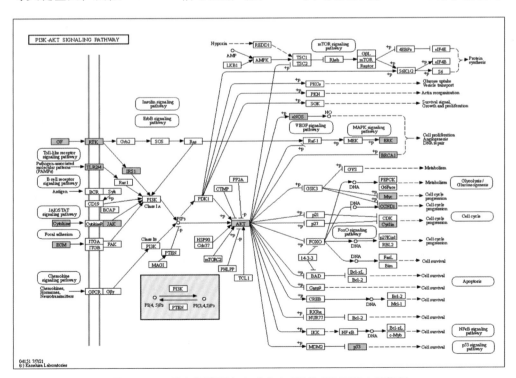

图 2-17　脑心通胶囊入血成分在 PI3K-Akt 通路中的靶标

综上所述，本章基于网络药理学方法，阐明了脑心通胶囊在体内主要通过调控炎症免疫、氧化应激及细胞凋亡等方面的靶点和信号通路，从而起到抗心血管疾病的作用。

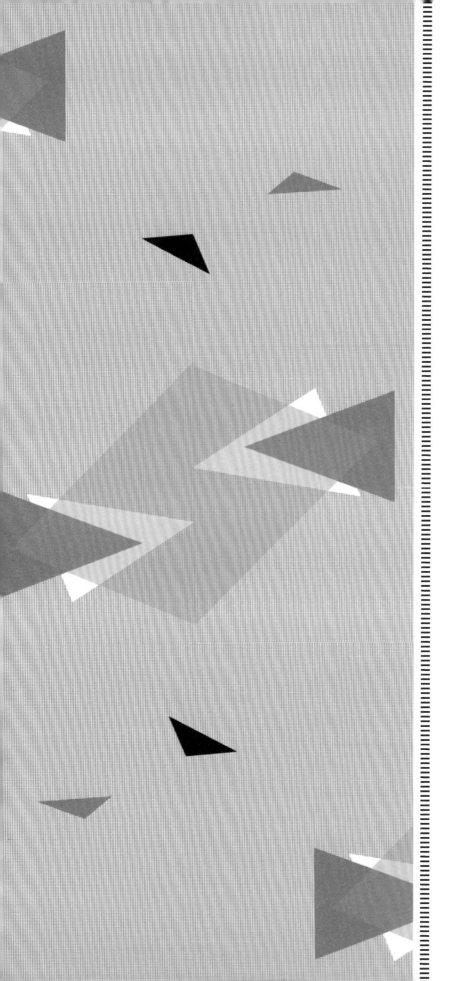

第三章　小型猪脂代谢异常模型的构建及脑心通胶囊对其长期干预作用的研究

动脉粥样硬化性心脑血管疾病，包括冠心病和脑卒中等，是全球范围内导致死亡的首要原因。血脂紊乱是动脉粥样硬化的重要致病因素之一，也是冠心病、脑卒中、糖尿病等疾病的主要诱因。小型猪不仅在心血管系统在生理功能和解剖结构方面与人类相似，其脂质代谢机制及脂蛋白结构组成也近似人类[196]，因而成为研究人类高脂血症以及动脉粥样硬化性疾病的最佳模型动物之一[197]。近年来，众多研究表明，肠道微生物在人体的健康维持中起到关键作用，许多炎症和代谢性疾病均与肠道微生态的失衡相关[198]。长期的高脂饮食会引起肠道微生态失衡以及脂代谢紊乱，从而导致心血管疾病发生[199]。

口服复方中药往往存在生物利用度低的普遍现象，仅从入血成分角度难以全面解释其药效机制，脑心通胶囊由16味药材直接打粉入药，未经任何提取，存在较多难吸收组分，如大量的膳食纤维，推测调控肠道微生物可能是其发挥药效作用的途径之一。为此，本章从长期预防用药的角度，探讨脑心通胶囊对高脂饮食小型猪的血脂、炎症、肝肾功能、心肌酶和肠道菌群的影响，并对肠道菌群和药效进行相关性分析，旨在为肠道菌群可能是脑心通胶囊起效的重要因素提供实验依据。

【实验材料】

（一）仪器

BS-3000A电子分析天平（上海友声衡器有限公司）；DS-261全自动生化分析仪（江苏英诺华医疗技术有限公司）；多孔超微量核酸蛋白分析仪（美国Biotek公司，Epoch）；KDC-2046低速冷冻离心机（科大创新股份有限公司中佳分公司）；Haier DW-86L628超低温冰箱（青岛海尔）。

（二）实验动物

巴马小型猪，6月龄，雄性，体质量13～18 kg，由东莞松山湖明珠实验动物科技有限公司提供，生产许可证号：SYXK（粤）2017-0030。动物饲养于东莞松山湖明珠实验动物科技有限公司实验动物中心（使用许可证号：SYXK（粤）2017-0123），光照12 h/d，饲养温度与湿度为18～26 ℃，40%～70%，动物单笼饲养，日常饲喂按日粮3%体重的标准提供，分早晚两次饲喂，自由饮水。动物在新环境适应性喂养1周后开始实验，所有的实验程序完全按照美国国立卫生研究院实验动物护理与使用指南执行。实验过程中，采取适当的操作以最大限度减轻对动物的伤害。

（三）实验材料

脑心通胶囊（批号：1611127，由陕西步长制药有限公司提供）。胆盐（购于国药集团化学试剂有限公司）、胆固醇（购于Sigma公司，纯度99.9%）。基础料配方：大豆饼 15%、玉米 48%、小麦次粉 20%、鱼粉 5%、稻米糠 12%。高脂高胆固醇饲料配方：胆固醇 3%、花生油 6%、牛油 10%、胆盐 0.5%、基础料 80.5%。上述饲料均由东莞松山湖明珠实验动物科技有限公司提供。

总胆固醇（TC）、甘油三酯（TG）、高密度脂蛋白胆固醇（HDL-C）、低密度脂蛋白胆固醇（LDL-C）、谷丙转氨酶（ALT）、谷草转氨酶（AST）、尿素氮（BUN）、肌酐（CRE）、尿酸（UA）、丙二醛（MDA）、超氧化物歧化酶（SOD）、乳酸脱氢酶（LDH）、肌酸激酶同工酶（CK-MB）等检测试剂盒均购自南京建成生物工程研究所；白介素 - 1β（IL - 1β）、白介素 - 8（IL - 8）、白介素 - 6（IL - 6）、肿瘤坏死因子（TNF-α）等 ELISA 试剂盒购自美国 Cloud-Clone Corp.。

【实验方法】

（一）造模与分组给药

巴马小型猪随机分为空白组、模型组、脑心通胶囊组。空白组饲喂基础饲料，模型组饲喂高脂高胆固醇饲料，脑心通胶囊组饲喂高脂高胆固醇饲料及脑心通胶囊内容物［给药剂量为 110 mg/（kg·d）］，给药方式为将胶囊内容物与高脂饲料混匀进行饲喂。小型猪每日饲料量为体重的 3%，分两次饲喂。每个月称量动物体重后调整饲料量，实验周期为 8 个月。

（二）检测指标

每隔 1 个月对动物进行采血，检测血脂、炎症、肝肾功能、心肌酶、氧化应激等相关生化指标。采血均在禁食 12 h 后进行，经肌肉注射戊巴比妥钠 30 mg/kg 进行麻醉，前腔静脉采血，血液采用普通采血管收集，室温静置半小时，离心（3000 r/min，15 min，4 ℃），取血清，测定 TC、TG、HDL-C、LDL-C、IL - 1β、IL - 8、IL - 6、TNF-α、ALT、AST、BUN、CRE、UA、MDA、SOD、LDH、CK-MB。上述生化指标检测操作均严格按照各类试剂盒使用说明书进行。

（三）病理学检查

在实验结束时，对动物进行麻醉处死，取心脏、主动脉、颈动脉、腹主动脉以及冠状动脉等组织，使用 4% 多聚甲醛固定，制备石蜡切片，进行 HE 染色，光学显微镜观察分析。

（四）粪便基因组 DNA 的提取与检测

实验结束时，收集每只动物新鲜粪便样品，置 - 80 ℃冰箱冷冻保存，冷链运输至广州华银健康公司进行 16S rDNA 测序，测序过程如下：采用 PowerSoil DNA 提取试剂盒提取粪便 DNA，琼脂糖凝胶电泳分析 DNA 质量，Qubit 2.0 检测浓度。

PCR 扩增的范围为 16S rDNA V3 ～ V4 可变区，用磁珠法纯化 PCR 产物去掉 buffer 和引物二聚体，加接头和 barcode（PCR 法），纯化文库。使用 Illumina 的 MiSeq 平台，PE250 模式进行测序。

（五）数据处理

采用软件 FLASH（v1.2.11）对测序下机后的序列进行拼接，拼接的 Tags 经过优化后，在 97% 相似度下将其聚类为用于物种分类的 OTU，通过 RDP classifier（v2.2）软件将 OUT 代表序列与 Greengenes 数据库比对进行物种注释。

使用 Mothur（v1.31.2）软件计算 Alpha 多样性指数，包括物种数目（observed species）、Chao 指数（Chao value）、Ace 指数（Ace value）、香农指数（Shannon value）、辛普森指数（Simpson value）等，采用多样品比较的 Kruskal-Wallis Test 对组间的 Alpha 多样性指数进行差异分析的检验。Beta 多样性通过计算 Bray-Curtis 距离来进行测量，NMDS-2D 分析图采用 QIIME（v1.80）进行绘制。使用软件 Metastats（http://metastats.cbcb.umd.edu/）进行样品间微生物群落丰度的组间显著性差异分析。P 值校正通过 R（v3.0.3）包中的 $P. adjust$ 进行，校正方法为 Benjamini-CHochberg。使用 Spearman's 相关性分析方法计算 16S rDNA 测序数据和药效指标数据这两个变量之间的相关系数，结果采用热图方式呈现。

除上述测序相关数据的分析外，其他数据分析组间差异统计采用 Student's t-test 和单因素方差分析，采用 SPSS 21.0 软件进行数据分析，结果采用均值 ± 标准差形式表示，$P < 0.05$ 或 $P < 0.01$ 时认为具有统计学差异。

【实验结果】

（一）生化指标的动态检测

1. 体重变化情况

每隔 1 个月对空白组、模型组和脑心通胶囊给药组巴马小型猪的体重进行测量，统计体重变化情况，结果见表 3 - 1。实验结果表明：模型组与脑心通胶囊给药组小型猪，经高脂高胆固醇饲料饲喂后，体重增加明显。在饲喂 4 个月后，模型组与空白组体重相比差异显著（$P < 0.01$），给药组与模型组体重相比差异显著（$P < 0.05$ 或 $P < 0.01$）。

表 3 – 1 各组小型猪体重的变化

时间（月）	正常组（kg）	模型组（kg）	脑心通给药组（kg）
0	13.97 ± 0.80	15.83 ± 1.63	15.73 ± 0.93
1	17.43 ± 1.24	17.20 ± 0.72	15.43 ± 1.97
2	21.40 ± 1.25	25.03 ± 1.52	21.17 ± 2.47
3	26.10 ± 3.86	32.17 ± 1.53	25.73 ± 2.77
4	34.20 ± 1.73	44.87 ± 1.50 **	33.73 ± 1.70 #
5	40.63 ± 1.38	51.93 ± 1.76 **	42.90 ± 2.10 ##
6	45.43 ± 2.10	57.13 ± 1.75 **	51.67 ± 3.23 ##
7	50.83 ± 1.15	62.90 ± 1.57 **	60.00 ± 2.76
8	54.53 ± 0.61	71.23 ± 1.99 **	68.57 ± 0.80

注：与空白组比较，** $P < 0.01$；与模型组比较，# $P < 0.05$，## $P < 0.01$。

2. 脑心通胶囊对脂质代谢的影响

每隔 1 个月对各组小型猪脂质代谢指标进行检测，结果如图 3 – 1 所示。模型组小型猪 TC、TG 与 LDL-C 等含量随时间明显上升，且从第 3 个月开始，均显著高于空白对照组（$P < 0.05$ 或 $P < 0.01$），表明模型组小型猪出现脂质代谢异常，患有典型的高脂血症。脑心通胶囊给药后，在第 3 个月开始，能够显著降低 TC、TG 与 LDL-C 水平（$P < 0.05$ 或 $P < 0.01$）。

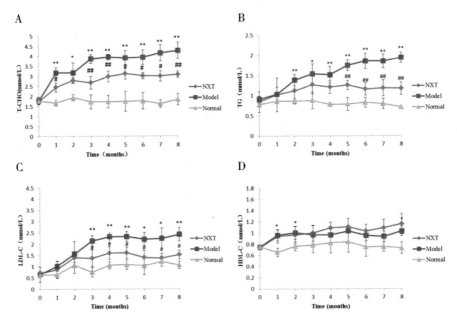

图 3 – 1 各组小型猪 T-CHO（A）、TG（B）、LDL-C（C）和 HDL-C（D）含量的变化

注：与空白组比较，* $P < 0.05$，** $P < 0.01$；与模型组比较，# $P < 0.05$，## $P < 0.01$。

3. 脑心通胶囊对肝肾功能的影响

每个月对各组小型猪的肝肾功能进行检测，结果如图 3 - 2 所示。模型组小型猪 ALT、AST、BUN、CRE 和 UA 等含量随时间明显上升，且在第 3 个月后，这些指标含量均显著高于空白对照组（$P < 0.05$ 或 $P < 0.01$），表明模型组小型猪出现肝肾功能障碍。脑心通胶囊给药 3 个月时，ALT、AST、BUN、CRE 和 UA 等含量显著低于模型组（$P < 0.05$ 或 $P < 0.01$），表明脑心通胶囊给药 3 个月时，能够起到肝肾保护作用。

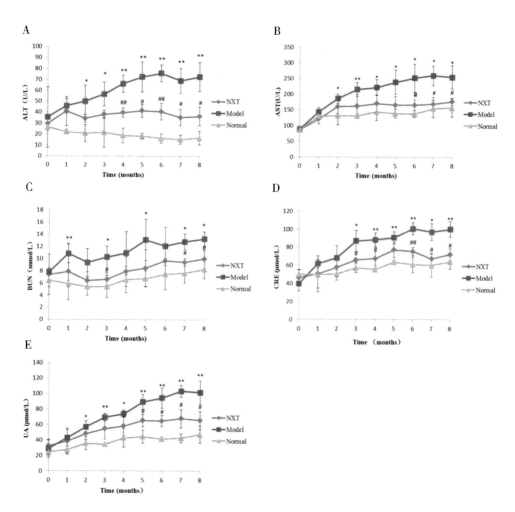

图 3 - 2 各组小型猪 ALT（A）、AST（B）、BUN（C）、CRE（D）和 UA（E）含量的变化

注：与空白组比较，$^*P < 0.05$，$^{**}P < 0.01$；与模型组比较，$^\#P < 0.05$，$^{\#\#}P < 0.01$。

4. 脑心通胶囊对氧化应激的影响

　　每隔 1 个月对各组小型猪的氧化应激进行检测，结果如图 3 - 3 所示。模型组小型猪 MDA 含量随时间升高，SOD 活力随时间下降，且 5 个月后，MDA 含量显著高于空白对照组，SOD 活力显著低于空白对照组（$P < 0.05$ 或 $P < 0.01$），表明模型组小型猪出现氧化应激紊乱。脑心通胶囊给药后，从第 5 个月开始，能够显著降低 MDA 含量并提高 SOD 活力（$P < 0.05$ 或 $P < 0.01$），表明脑心通胶囊能够改善氧化应激的失调。

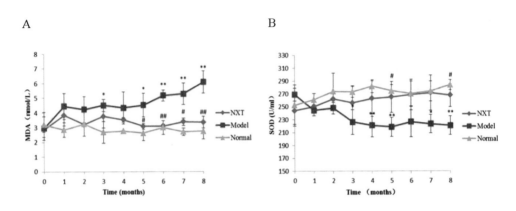

图 3 - 3　各组小型猪 MDA（A）和 SOD（B）含量变化

注：与空白组比较，$^*P < 0.05$，$^{**}P < 0.01$；与模型组比较，$^\#P < 0.05$，$^{\#\#}P < 0.01$。

5. 脑心通胶囊对炎症反应的影响

　　每隔 1 个月对各组小型猪的炎症因子水平进行检测，结果如图 3 - 4 所示。模型组小型猪的 IL - 6、IL - 1β、TNF-α 以及 IL - 8 等含量随时间明显上升，且 4 个月后，含量均显著高于空白对照组（$P < 0.05$ 或 $P < 0.01$），表明模型组小型猪出现明显的炎症反应。脑心通给药 4 个月后，IL - 6、IL - 1β、TNF-α 以及 IL - 8 等含量均显著低于模型组（$P < 0.05$ 或 $P < 0.01$），表明脑心通胶囊具有显著的抗炎作用。

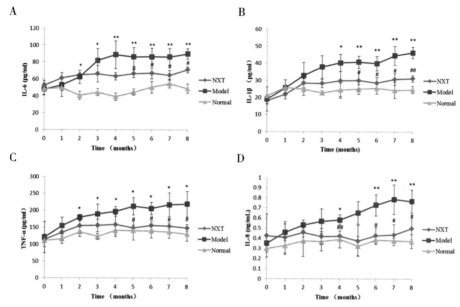

图3-4　各组小型猪 IL-6（A）、IL-1β（B）、TNF-α（C）和 IL-8（D）含量的变化

注：与空白组比较，$^*P<0.05$，$^{**}P<0.01$；与模型组比较，$^\#P<0.05$，$^{\#\#}P<0.01$。

6. 脑心通胶囊对心肌酶的影响

每隔1个月对各组小型猪的心肌酶谱指标进行检测，结果如图3-5所示。模型组小型猪的 CK-MB 与 LDH 含量随时间明显升高，且第2个月后，含量显著高于空白对照组（$P<0.05$ 或 $P<0.01$），提示机体出现心肌损伤。脑心通胶囊给药后，从第6个月开始，CK-MB 与 LDH 含量均显著低于模型组（$P<0.05$ 或 $P<0.01$），表明脑心通胶囊具有改善心肌损伤的作用。

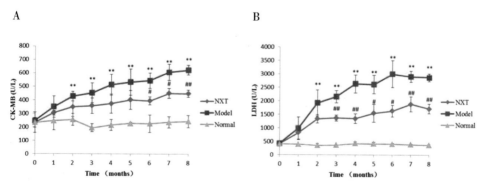

图3-5　各组小型猪 CK-MB（A）和 LDH（B）含量的变化

注：与空白组比较，$^*P<0.05$，$^{**}P<0.01$；与模型组比较，$^\#P<0.05$，$^{\#\#}P<0.01$。

（二）心血管组织病理切片观察

心脏组织切片 HE 染色结果显示，模型组小型猪出现心肌纤维排列疏松，间质内可见纤维组织增生，局部少量肌纤维坏死，炎细胞浸润（见图 3－6 B）。动脉组织切片 HE 染色结果显示，模型组小型猪颈动脉、腹主动脉、冠状动脉均出现局部内膜下含脂性坏死物质沉积，少量巨噬细胞浸润（见图 3－6 E、H、K）。脑心通胶囊组动物上述组织未见明显的病变（见图 3－6 C、F、I、L）。结果表明脑心通胶囊能够抑制长期高脂饲喂导致的心血管损伤。

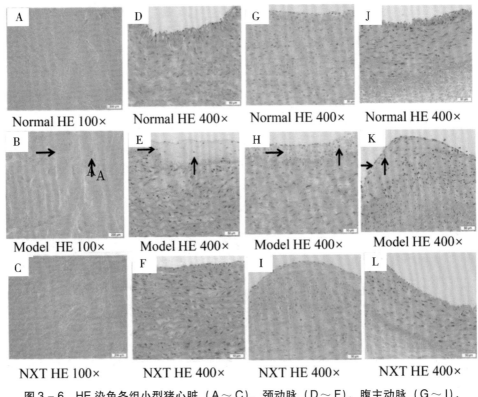

图 3－6　HE 染色各组小型猪心脏（A～C）、颈动脉（D～F）、腹主动脉（G～I）、冠状动脉（J～L）病理观察结果

（三）脑心通胶囊对肠道微生态的影响

1. α-多样性分析

α-多样性分析反映了肠道菌群物种的多样性和丰度，主要包括 observed species 指数、chao 指数、ace 指数、shannon 指数及 simpson 指数等。前面 4 个指数越

大，最后一个指数越小，说明物种越丰富。结果表明，与空白组比较，模型组小型猪肠道微生物物种多样性显著降低，脑心通胶囊长期给药能够恢复肠道微生物物种多样性（图 3 - 7）。

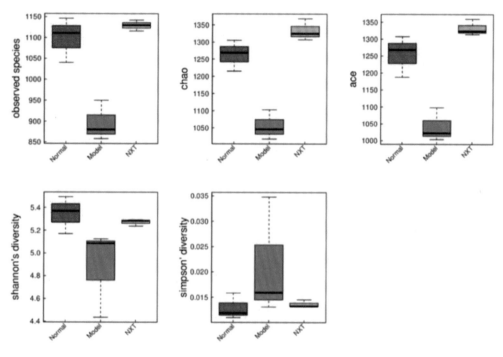

图 3 - 7 　组间 α - 多样性盒形图

2. β - 多样性分析

采用非度量多维尺度分析（nonmetric multidimensional scaling，NMDS），进一步展示样品间物种多样性差异。样品间距越小，说明物种组成越相似。结果（图 3 - 8）显示，3 个组别间的样品分布出现了明显的分离，而脑心通胶囊组组内样品分布聚集，说明脑心通胶囊给药组肠道菌群构成组内差距较小，提示脑心通胶囊长期给药对肠道菌群的调节具有显著作用。

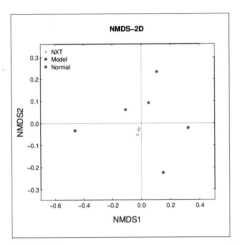

图 3 – 8　基于 Bray-Curtis 距离的 NMDS-2D 分析图

3. 脑心通胶囊对肠道菌群群落结构的影响

各组动物门水平肠道菌群相对丰度分布如图 3 – 9 所示，结果表明长期高脂饮食的小型猪，其拟杆菌门丰度降低，厚壁菌门丰度升高，拟杆菌门/厚壁菌门的比例降低。脑心通胶囊长期给药能够使拟杆菌门丰度升高，厚壁菌门丰度降低，拟杆菌门/厚壁菌门的比例升高。此外，脑心通胶囊能够降低变形菌门丰度。

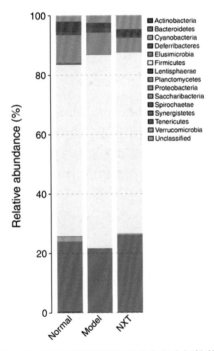

图 3 – 9　门水平肠道菌群相对丰度分析柱状图

在属水平上，图3-10展示了肠道微生物物种丰度的分布情况。其中，模型组小型猪的 *Caproiciproducens*、*Sutterella* 和 *Erysipelotrichaceae_UCG-004* 丰度显著低于空白对照组（$P<0.05$，$P<0.01$）；脑心通胶囊给药组小型猪的 *Caproiciproducens*、*Sutterella* 和 *Erysipelotrichaceae_UCG-004* 丰度显著高于模型对照组（$P<0.05$，$P<0.01$）。模型组小型猪的 *Romboutsia* 丰度显著高于空白对照组（$P<0.01$，$P<0.05$）；脑心通胶囊给药组小型猪的 *Romboutsia* 丰度显著低于模型对照组（$P<0.05$）（见图3-11）。

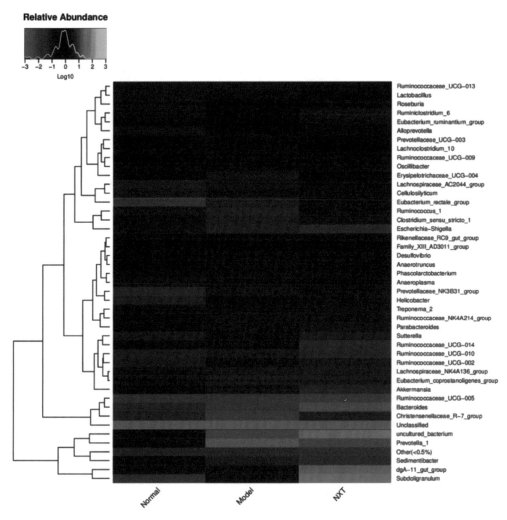

图3-10 Genus水平物种丰度热图

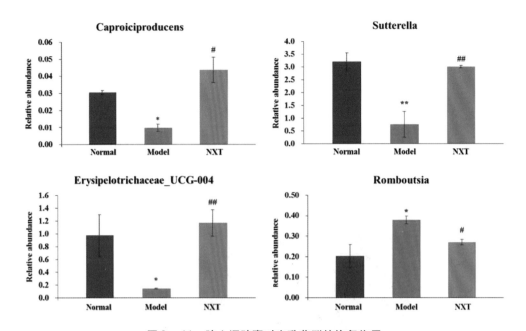

图 3 − 11 脑心通胶囊对紊乱菌群的恢复作用

注：与空白组比较，$^*P < 0.05$，$^{**}P < 0.01$；与模型组比较，$^\#P < 0.05$，$^{\#\#}P < 0.01$。

4. 肠道菌群与生化指标的 Spearman's 相关性分析

采用 Spearman's 相关性分析计算属水平的主要肠道菌群相对丰度和生化指标之间的相关系数预测它们之间的相互关系。图 3 − 12 以热图的形式展示了属水平的肠道菌群相对丰度与病理生化指标之间的相关系数，结果表明多种肠道微生物均与多个反映疾病情况的生化指标显著相关，该结果一定程度上反映肠道菌群在疾病过程中起到重要作用。图 3 − 13 列出了脑心通胶囊显著作用的肠道微生物与生化指标之间的相关性，*Sutterella* 与 TG、LDL-C、ALT、AST、MDA、IL − 6、IL − 1β、TNF-α、CK-MB 和 LDH 呈显著负相关。*Erysipelotrichaceae_UCG* − 004 与 LDL-C、ALT、UA、IL − 1β、IL − 8、CK-MB、LDH 呈显著负相关。*Caproiciproducens* 与 IL − 6、IL − 1β、TNF-α、IL − 8 呈显著负相关。*Romboutsia* 与 TC、TG、LDL-C、ALT、AST、BUN、CRE、MDA、IL − 6、IL − 1β、TNF-α、IL − 8、CK-MB、LDH 呈显著正相关。

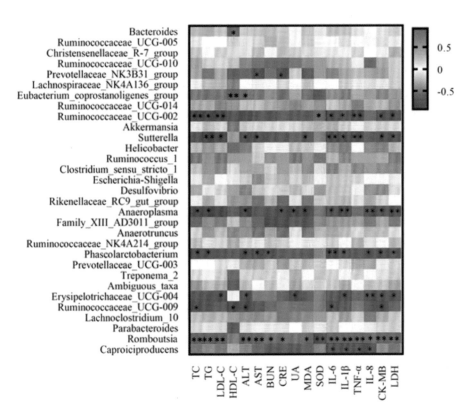

图 3 - 12　肠道菌群（属水平）相对丰度与生化指标的相关性热图

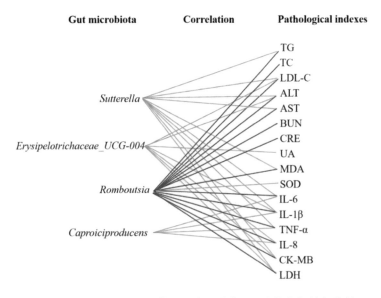

图 3 - 13　脑心通胶囊显著作用的肠道菌群和生化指标的相关性

注：红色线表示显著正相关，蓝色线表示显著负相关。

（四）本章小结

研究表明，脂质代谢异常是导致动脉粥样硬化性心血管疾病的最主要因素。猪的血脂代谢与人类相似，给予猪高脂饮食可诱发与人类相似的高脂血症与动脉粥样硬化[200]。血脂紊乱会损坏内皮细胞，导致动脉内膜损伤，引发心血管疾病。在这一病变过程中，多因素参与其中，包括内皮功能发生改变、白细胞黏附、细胞因子分泌增多等。

本章实验采用高脂饲料饲养小型猪长达 8 个月并进行了脑心通胶囊给药的药效动态监测。血清 TC 含量增高是导致冠心病的独立危险因素[201]，与动脉粥样硬化性心血管疾病发生的风险密切相关[202]，LDL 会使脂肪沉积于血管壁上，其含量过高易导致心脑血管病变[203]。本章实验长达 8 个月的高脂饲喂小型猪模型动物，其 TC、TG、LDL-C 水平随着饲养时间明显升高，且含量均显著高于空白对照组，表明模型动物出现显著的脂质代谢异常，患有典型的高脂血症。脑心通胶囊的长期给药能够抑制 TC、TG、LDL-C 的异常升高，改善其脂质代谢异常状况。

IL-1β 是炎性反应中的一个重要介质，可由多种细胞分泌合成，其含量的上调与类风湿性关节炎、心脑血管疾病等众多疾病密切相关。IL-6 是冠心病中最为常见的炎症因子，血管内皮的损伤可导致 IL-6 含量上升，进而产生大量的相应抗体，形成免疫复合物，沉积于血管内皮形成血栓[204]。IL-8 是一种参与免疫调节与炎症反应的细胞趋化因子，参与各种炎性过程中中性粒细胞的聚集和活化，其水平与动脉粥样硬化斑块的稳定性相关[205]。TNF-α 是由激活的单核细胞、淋巴细胞等产生的一种多肽，能导致血管内皮功能异常，具有促进凝血、抑制纤溶等作用，与动脉粥样硬化的发生发展关系密切[206]。模型组小型猪的血清 IL-6、IL-8、IL-1β 和 TNF-α 水平随着高脂饲养时间的推移不断升高，提示模型组小型猪在高脂饮食过程中，血管内皮发生损伤，导致炎性因子水平上调。脑心通胶囊的长期给药可抑制上述炎症因子的异常升高，表明脑心通胶囊具有良好的抗炎作用。值得一提的是，IL-6 和 TNF 为脑心通胶囊入血成分-靶点网络中 Degree 值排名靠前的两个核心靶点，提示可能是脑心通胶囊在体内起效的重要靶标。此外，IL-6、IL-8、IL-1β 和 TNF-α 均为网络药理学预测的脑心通胶囊入血成分在 Toll 样受体信号通路中的作用靶点。本章实验结果验证了网络药理学的研究结果，在一定程度上证实了网络药理学方法的可行性和可靠性。

当肝细胞出现损伤或坏死时，ALT、AST 活力会显著升高。模型组小型猪血清 ALT、AST 水平显著升高，表明长时间的高脂饲喂导致小型猪的肝细胞受损，肝功能出现障碍。而脑心通胶囊的长期给药能够降低血清中 ALT、AST 的水平，表明脑心通胶囊对肝脏具有一定的保护作用。此外，脑心通胶囊能够抑制 CRE、BUN、UA 水平的异常升高，表明脑心通胶囊对肾脏也具有一定的保护作用。活性氧自由基的升高以及内源性抗氧化物质的受损，会改变机体的氧化和炎症状态，进一步加重对多组织器官的损害。模型组小型猪的抗氧化能力显著下降，体现在 MDA 含量的升高以及 SOD 活力的下降，提示长期的高脂饲喂导致机体出现氧化应激异常状态。脑心通胶囊的长期给药能够抑制 MDA 含量的上升以及 SOD 活力的下降，在一定程度上抑制机体氧化应激异常的加剧。当心肌细胞发生损坏时，CK-MB 就会释放进入血液中，因此其水平的高低可反映心肌细胞的损害程度[207]。LDH 临床上常被用来诊断心肌炎的发生。模型组小型猪的心肌酶出现异常升高，且通过 HE 切片染色可见心脏纤维组织增生、肌纤维坏死、炎细胞浸润现象。脑心通胶囊长期给药能够显著降低血清 CK-MB 以及 LDH 的含量，表明脑心通胶囊能够起到心肌保护作用。

近年来，越来越多的研究表明，肠道菌群与血脂代谢之间有密切的关联[208]，研究发现乳酸杆菌和双歧杆菌等能够产生结合胆汁酸水解酶，影响胆汁酸的肝肠循环，降低血中胆固醇水平[209]。在血脂代谢异常的过程中，乳酸杆菌和双歧杆菌等菌群的生存环境发生了变化，导致其数量明显减少。长期高脂饮食使肠道微生态发生持续改变。在本章研究中，Alpha 多样性结果显示，长期高脂饲喂的小型猪的肠道微生物种类明显降低；在门水平上，拟杆菌门丰度降低，厚壁菌门丰度升高，这一发现与众多研究一致。在动物试验中，Guo 等[210]比较了胖的小型猪与瘦的小型猪拟杆菌门菌群丰度，发现拟杆菌门菌群丰度在肥胖的猪中显著降低。De 等[211]采用高脂饲喂小鼠，发现高脂饮食减少菌群多样性，降低拟杆菌门/厚壁菌门的比例，这与本研究结果相一致。脑心通胶囊长期给药后，能够恢复肠道微生物物种多样性，且升高拟杆菌门丰度，降低厚壁菌门丰度，使拟杆菌门/厚壁菌门的比例升高，提示脑心通胶囊对长期高脂饲喂所导致的肠道菌群异常具有很好的恢复作用。

在属水平上，发现脑心通胶囊能够显著增加 *Caproiciproducens*、*Sutterella* 和 *Erysipelotrichaceae_UCG－004* 的丰度，减少 *Romboutsia* 的丰度。*Caproiciproducens* 是一种产酸菌，可利用半乳糖为碳源，代谢终产物主要为己酸[212]；己酸具有抑制病原菌和增强免疫的作用[213]。本章研究中，长期高脂饲喂的模型组小型猪的 *Caproiciproducens* 丰度显著下降，脑心通胶囊长期给药会使 *Caproiciproducens* 丰度显著上升，提示脑心通胶囊提高机体免疫可能是通过提高 *Caproiciproducens* 丰度，使己酸增多，从而抑制病原菌，增强机体免疫功能。此外，本章研究中长期的高脂饮食使得模型组小型猪的 *Romboutsia* 丰度显著高于空白对照组，这一结果与 Liu 等[34]的实验结果一致，他们发现高糖高脂饮食能够使 *Romboutsia* 相对丰度上调。本章研究表明脑心通胶囊能够降低 *Romboutsia* 丰度。

本章研究表明，脑心通胶囊长期给药可显著调控肠道微生态，对脂代谢异常小型猪动物模型的肠道菌群紊乱有较好的逆转与恢复作用。Spearman's 相关性分析表明 *Caproiciproducens*、*Sutterella*、*Erysipelotrichaceae_UCG－004* 属相对丰度与血脂、炎症因子和心肌酶等生化指标呈显著负相关，而 *Romboutsia* 属相对丰度与血脂、肝肾功能、炎症因子和心肌酶等生化指标呈显著正相关。这些结果提示肠道菌群的调节可能是脑心通胶囊发挥防治心血管疾病药效的重要作用途径之一。

综上所述，本章研究证实脑心通胶囊能够降低血脂、抗炎，且具有一定的肝肾保护作用。此外，脑心通胶囊还能够对肠道微生态的失调起到显著的恢复作用，体现了其防治疾病多靶点、多途径的整合调控作用。本章研究揭示了肠道菌群与脑心通药效之间的关系，为肠道菌群可能是脑心通胶囊起效的重要因素提供了实验依据，为脑心通胶囊的临床应用提供了参考。

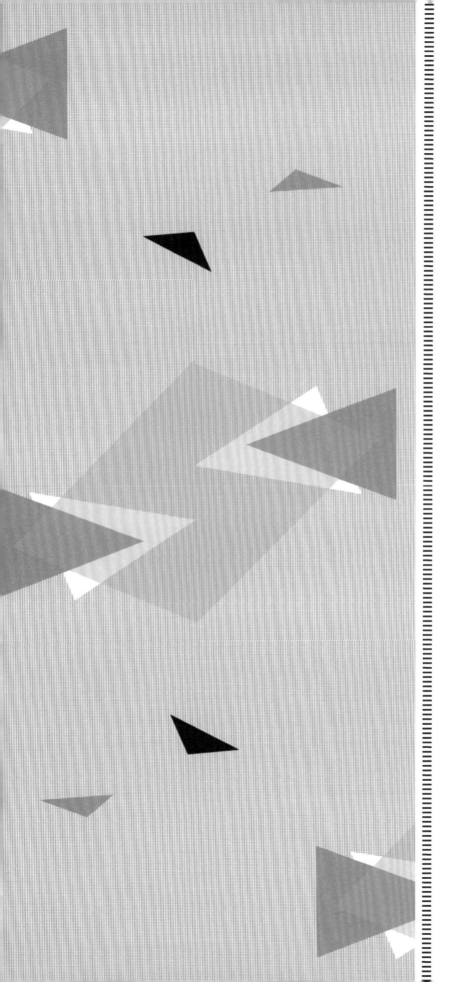

第四章　基于肠道菌群-代谢组联用技术的
脑心通胶囊防治动脉粥样硬化的作用机制研究

脂质代谢紊乱长期发展下去容易诱发动脉粥样硬化。动脉粥样硬化是众多心血管疾病的主要因素，它是伴随血脂异常和炎症的慢性病理过程。尽管动脉粥样硬化斑块的发展发生有一个较长的过程，但最常见的动脉粥样硬化疾病事件是急性的，包括脑卒中和心肌梗死。根据 Martin 的研究[214]，在东亚地区，动脉粥样硬化造成的医疗和家庭负担有明显上升趋势。

近年来，肠道菌群在动脉粥样硬化发生发展中的作用已开始得到重视。越来越多的证据表明，人体肠道微生物群落失衡与动脉粥样硬化的发生有关[215]。最近的研究已经令人信服地将肠道微生物群与动脉粥样硬化相关的特征联系起来，如血脂异常、炎症和胰岛素抵抗等[216]。对无菌小鼠的研究表明，微生物多样性可以影响动脉粥样硬化的发展，且肠道中某些特定的微生物，如 *Akkermansia muciniphila*、*Bacteroides vulgatus* 和 *Bacteroides doreiin* 等已经被证实对动脉粥样硬化的预防有一定的作用[217-218]。此外，肠道微生物介导的代谢物，如胆汁酸、短链脂肪酸（SC-FAs）和氧化三甲胺（TMAO），在动脉粥样硬化的发展中发挥重要作用。这些研究发现提示，针对肠道微生物群进行干预可能是预防和治疗动脉粥样硬化的有效策略之一。

脑心通胶囊由 16 味药材组成，处方大，成分复杂，作用靶点多。多项研究表明，脑心通胶囊通过改善血脂谱、抑制树突状细胞成熟和降低诱导型一氧化氮合酶表达来预防动脉粥样硬化[174,219-220]。然而，脑心通胶囊在动脉粥样硬化预防和治疗中的潜在作用机制仍未明确。特别地，脑心通胶囊是否通过影响肠道微生态起到干预动脉粥样硬化的作用，尚未见文献报道。本章采用一般生物学分析、微生物组学分析以及代谢组学分析等方法，从肠道微生物的角度，进一步阐释其抗动脉粥样硬化的药效作用机制，为脑心通胶囊在治疗动脉粥样硬化疾病的应用提供新视角。

【实验材料】

（一）仪器

电子天平（型号：YP6002，常州市衡正电子仪器有限公司）；瞬时离心机（型号：OSE-MC8，天根生化科技北京有限公司）；涡旋振荡器（型号：vortex-2G560E，SCIENTIFICINDUSTRIES. INC）；多孔超微量核酸蛋白分析仪（美国 Biotek 公司，Epoch）；梯度基因扩增仪（型号：veriti96well9902，Appliedbiosystems）；24 孔离心机（型号：3-16P，Sartorius）；四维旋转混匀仪（型号：BE-1100，海门市其林贝尔仪器制造有限公司）；磁力架（型号：DynaMag96Side skirted，赛默飞世尔）；酶标仪（GeneCompang Limited，型号：synergy HTX）；电泳仪（北京博美富鑫科技有限公司）。

（二）实验动物

4 周龄雄性 ApoE$^{-/-}$ 小鼠，相同遗传背景的同龄野生型 C57BL/6J 小鼠 15 只，SPF 级，均购自广东省医学实验动物中心，使用许可证号为 SYXK（粤）2018 - 0002，质量合格证明号分别为 No. 44007200080584、No. 44007200080585。实验所用小鼠均饲养在中山大学实验动物中心，饲养温度为 23 ～ 26 ℃，湿度为 50% ～ 70%，给予每日 12 h 明暗交替光照，实验动物自由进食饮水。实验在动物适应新环境 1 周后开始。所有实验程序均按照美国国立卫生研究院实验动物护理和使用指南执行，并经中山大学生命科学学院动物伦理和使用委员会批准。在实验过程中，采取适当的操作以尽量减少对动物的伤害。

（三）实验材料

脑心通胶囊（批号：1611127，由陕西步长制药有限公司提供）；阿托伐他汀钙片（批号：No. DT6317，辉瑞制药有限公司）。含 21% 脂肪和 1.5% 胆固醇的 Western diet 饮食高脂（纯化）饲料（由广东省医学实验动物中心提供，原料为酪蛋白、玉米淀粉、蔗糖、纤维素、无水奶油、玉米油、维生素、矿物质和胆固醇等）；Western Diet 饮食对照饲料（由广东省医学实验动物中心提供，原料为酪蛋白、玉米淀粉、蔗糖、纤维素、玉米油、维生素和矿物质等）。

总胆固醇（TC）、甘油三酯（TG）、高密度脂蛋白胆固醇（HDL-C）、低密度脂蛋白胆固醇（LDL-C）、谷丙转氨酶（ALT）、谷草转氨酶（AST）、白介素 - 6（IL - 6）、肿瘤坏死因子（TNF-α）、血栓素（TXA2）、前列环素（PGI2）、单核细胞趋化蛋白（MCP - 1）、血管细胞黏附分子（VCAM - 1）、基质金属蛋白酶（MMP - 9）等检测试剂盒均购于南京建成生物工程研究所。

HE 染液套装（Servicebio）、固定液（Servicebio）、油红染液（Servicebio）、苏木素染液（Servicebio）、分化液（以 60% 乙醇为溶剂）（Servicebio）、返蓝液（Servicebio）、甘油明胶封片剂（Servicebio）、异丙醇（国药集团化学试剂有限公司）；Masson 染液套装（Servicebio）。

TGuide S96 磁珠法粪便基因组 DNA 提取试剂盒（厂家：北京天根生化科技有限公司，型号：DP812）；KOD OneTM PCR Master Mix（北京百灵克生物科技有限责任公司）；KOD FX Neo（TOYOBO）（北京百灵克生物科技有限责任公司）；VnF（10 μmol/L）（苏州泓迅生物科技股份有限公司）；VnR（10 μmol/L）（苏州泓迅生物科技股份有限公司）；低分子量范围琼脂糖（北京诺驰源生物科技有限公司）；Monarch DNA Gel Extraction（北京鸿跃创新科技有限公司）；TE 缓冲液（pH 8.0）（北京博美富鑫科技有限公司）；琼脂糖（北京博美富鑫科技有限公司）；EB 红色荧光核酸染料（青岛拓邦生物科技有限公司）；Tris base（北京博美富鑫科技有限公司）；EDTA 二钠（北京博美富鑫科技有限公司）；乙酸（北京博美富鑫科技有限公司）；250 bp DNA Ladder Marker（北京六合通经贸有限公司）。

【实验方法】

（一）造模与分组

取 45 只 ApoE$^{-/-}$ 雄性小鼠（4 周龄），称量并记录体重，随机分为 3 组，每组 15 只，分别为模型组、脑心通给药组、阿托伐他汀给药组。模型组：每日饲喂高脂饲料并给予与其他组等体积的生理盐水灌胃。脑心通给药组：每日饲喂高脂饲料并给予脑心通胶囊内容物灌胃给药（给药剂量：624 mg/kg·d）。阿托伐他汀给药组：每日饲喂高脂饲料并给予阿托伐他汀灌胃给药（给药剂量：10 mg/kg·d）。另取 15 只相同遗传背景的 C57BL/6J 小鼠饲喂对照饲料作为正常对照组。实验周期为 24 周。

（二）生化指标检测

干预 24 周，在实验最终日禁食不禁水 12 h 后，实验动物脱颈处死，眶下静脉丛取血，采用普通采血管收集，3000 r/min 离心 10 min，取血清，检测 TC、TG、HDL-C、LDL-C、AST、ALT、IL－6、TNF-α、TXA2、PGI2、MCP－1、VCAM－1、MMP－9 等指标，操作均严格按照各类试剂盒使用说明书进行。

（三）病理学检查

动物处死后，将动物仰卧位固定于解剖台，剪开胸腔，充分暴露心脏。在右心房剪开一小口，将连有输液器的针头自心尖部插入左心室，采用预冷的生理盐水进行全身灌流。灌流至右心房流出液体转为澄清透明，肝脏由红转白。在体式显微镜下，去除主动脉附近多余的脂肪组织，摘取整条主动脉。每组 5 只动物主动脉样品放入 4% 多聚甲醛固定用于大体油红 O 染色评价主动脉粥样硬化病变区域，剩余主动脉样品 －80 ℃冰箱冻存备用。此外，将心脏置于 4% 多聚甲醛固定，为确定主动脉窦斑块病变大小，1/3 心脏样本（$n=5$）制成石蜡切片，行常规 HE 染色。为确定主动脉窦斑块病变的脂质含量，1/3 心脏样本（$n=5$）制成冰冻切片，行油红 O 染色。为确定主动脉窦斑块病变的胶原蛋白含量，1/3 心脏样本（$n=5$）制成石蜡切片，行常规 Masson 染色；所有实验均按照生产厂家的说明书进行；图像分析采用 Image-Pro Plus 6.0 软件进行。

（四）肠道菌群 16S rDNA 测序

1. 粪便采集

在实验最终日禁食不禁水 12 h 后，通过按压肛门等刺激方法收集各组小鼠的新鲜粪便，每只小鼠至少收集 2～3 颗，收集到的粪便样品立即置于液氮中低温保存运输，转移至 –80 ℃冰箱中保存。

2. 粪便 DNA 的提取

使用 TGuide S96 磁珠法粪便基因组 DNA 提取试剂盒完成小鼠粪便基因组 DNA 的提取，使用酶标仪对 DNA 进行浓度检测，对扩增后 PCR 产物使用浓度 1.8% 的琼脂糖进行电泳，检测提取的 DNA 的完整性。

3. PCR 扩增及产物电泳检测

以小鼠粪便基因组 DNA 作为模板，选择 16S rRNA 基因的 V1 ~ V9 突变区进行 PCR 扩增。PCR 所使用的引物及其参数分别见表 4 – 1、表 4 – 2。

PCR 反应条件：95 ℃，2 min；98 ℃，10 s；55 ℃，30 s；72 ℃，90 s；25 个循环；72 ℃，延伸 2 min；最终保持在 4 ℃。

扩增产物进行浓度（Qubit）和条带（琼脂糖凝胶电泳）的检测，符合条件的样品进行混样。电泳检测条件：1.8% 检测胶，电压 120 V，40 ~ 45 min，250 bp Marker。

表 4 – 1　PCR 引物

引物名称	碱基序列
27F_（16S-F）	5′ – AGRGTTTGATYNTGGCTCAG – 3′
1492R_（16S-R）	5′ – TASGGHTACCTTGTTASGACTT – 3′

表 4 – 2　16S 全长反应体系

试剂名称	用量（μL）
基因组 DNA	1. 5
Nuclease-free water	10. 5
KOD OneTM PCR Master Mix	15
barcode 引物对	3

4. Qubit 定量及混样（PCR 产物）

16S 全长按照 Qubit 值进行定量操作；PCR 产物浓度调整：样品扩增产物 Qubit 测定值与其电泳胶图两者结合，对 PCR 产物浓度进行调整，16S 全长以 1500 bp 亮度为主，16S 产物亮度高于此带亮度即可满足混样要求。

5. 文库检测

对于构建好的文库使用 PacBio 公司提供的建库试剂盒（SMRTbell Template Prep

Kit）对混合产物进行损伤修复、末端修复及连接接头，反应过程在 PCR 仪上进行，最终使用 AMpure PB 磁珠纯化回收从而得到上机文库；最终文库通过浓度（Qubit）及大小（Agilent 2100）检测，总量需要大于 Smrtlink 计算值。

6. 测序方法

使用 PacBio Binding kit（Pacbio，USA）对上机文库进行上机前的结合，使文库结合上 Primer（Pacbio，USA）及 Polymerase（Pacbio，USA）；将最终的反应产物进行 AMpure PB Beads（Pacbio，USA）纯化后置于 Sequel Ⅱ（Pacbio，USA）测序仪上进行上机测序。

7. 测序数据分析

对原始下机 subreads 进行校正、去除嵌合体等操作，得到高质量的 CCS 序列。在97%相似度下将其聚类为用于物种分类的 OTU，以序列数的 0.005% 作为阈值过滤 OTU[221]。使用 RDP classifier（version 2.2，http：//sourceforge. net/projects/ rdp-classifier/）对 OTUs 进行物种分类学注释，置信度阈值为 0.7。使用 Mothur（version v. 1. 30，http：//www. mothur. org/）计算 Alpha 多样性指数（包括 Chao 1 index，ACE index and Shannon index）。Beta 多样性采用基于 Bray Curtis 距离算法的非度量多维尺度（NMDS）进行评价。使用软件 Metastats（http：//metastats. cbcb. umd. edu/）进行样品间微生物群落丰度的组间显著性差异分析。P 值校正通过 R（v3. 0. 3）包中的 P. adjust 进行。使用 Spearman's 相关性分析方法计算变量（16S rDNA 测序数据、代谢组学数据、药效指标数据）之间的相关系数，结果采用热图方式呈现。

（五）血清非靶向代谢组学分析

1. 血清样品处理

将小鼠血清从 -80 ℃冰箱中取出，4 ℃解冻，涡旋 10 s。在 100 μL 的血清样品中加入含 20 μg/mL 全氘代肉豆蔻酸（内标）的 400 μL 预冷的甲醇/乙腈（1：1，v/v）混合液；混匀，涡旋 1 min，-20 ℃孵育 1 h，4 ℃，15000 r/min 离心 20 min。最后使用液相小瓶收集上清液 200 μL，作为供试品溶液。注入供试品溶液 10 μL 进行 UFLC-Q-TOF-MS/MS 分析。另取每个供试品溶液各 5 μL 混合制备得到质控样品（quality control，QC）。在检测过程中，每隔 8 个供试品进质控样品 1 次，用于监控和调整系统稳定性。

2. UFLC-Q-TOF-MS/MS 分析

（1）色谱条件：采用超快速液相色谱（Shimadzu Corp.，Kyoto，Japan）和四

极杆/飞行时间质谱（Triple TOF 5600 plus，AB SCIEX，Foster City，CA，USA）串联对样品进行非靶向代谢组学分析。色谱分离采用 ACQUITY UPLC® HSS T3 色谱柱（1.8 μm，2.1 mm×100 mm），柱温为 50 ℃。流动相为去离子水 0.1% 甲酸（v/v）（A）和乙腈 0.1% 甲酸（v/v）（B），梯度洗脱程序为：1% B（0～1.5 min）、1～99% B（1.5～13 min）、99% B（13～16.5 min）、99%～1% B（16.5～17 min）、1% B（17～20 min），流速为 0.3 mL/min。

（2）质谱条件：采用电喷雾电离源（ESI）进行 MS/MS 鉴定，参数如下：离子喷雾电压浮动（ionspray voltage floating，ISVF）在负离子模式下为 4500 V，在正离子模式下为 5500 V。正负离子模式下的检测质荷比范围（mass to charge，m/z）均为 50～1500 Da。离子源温度保持在 550 ℃。在两种模式下，离子源载气 1（GS1）和载气 2（GS2）均为 55 psi，气帘气压力为 35 psi。去簇电压（DP）为 80 V，碰撞能量为 30 V，浮动碰撞能为 15 V。氮气作为雾化气和辅助气体。使用 Analyst® 软件（AB Sciex，Foster City，CA，USA）以信息依赖采集模式获取数据。

3. 血清非靶向代谢组学数据处理与分析

使用 One-MAP 代谢云平台的峰表获取软件（http：//www.5omics.com/）将采集到的下机原始数据转换成 mzML 格式，并进行一级质谱和二级质谱提取。将获得的峰表作为 One-MAP 平台的输入，同时输入上述所得二级质谱数据，进行代谢质谱特征的定性鉴定分析。此外，将获取的峰表导入 MetaboAnalyst（http：//www.metaboanalyst.ca/）进行峰缺失值填充，在进行化学计量分析之前，使用内标的强度对数据进行归一化处理。将得到的数据矩阵导入 SIMCA-P 软件（Version 14.1）（Umetrics，Umea，Sweden）进行正交偏最小二乘判别分析（orthogonal partial least square-discriminant analysis，OPLS-DA）。各组间具有变重要值（VIP）大于 1 且 $P < 0.05$（显著性检验）的代谢物为差异代谢物。利用 MetaboAnalyst 和 KEGG（http：//www.genome.jp/kegg/）数据库进行通路富集分析。

（六）粪便非靶向代谢组学分析

将小鼠粪便样品从 -80 ℃ 冰箱中取出，按编号分装到 EP 管中，置于冷冻干燥机中敞口，真空干燥过夜，使样品完全干燥。称取干燥粪便样品约 50 mg，加入 10 倍体积的预冷的乙腈/水（1：1，v/v）混合溶液，混匀，涡旋 1 min，4 ℃，15000 r/min 离心 30 min，取上清液作为供试品待检。另取每个供试品溶液各 5 μL 混合制备得到质控样品（quality control，QC）。检测所用色谱条件、质谱条件均同血清代谢组分析的 "UFLC-Q-TOF-MS/MS 分析" 项下的 "色谱条件" "质谱条件"，粪便代谢组学色谱峰响应值以峰面积计，使用总峰面积进行归一化处理，其余分析操作同 "血清非靶向代谢组学数据处理与分析" 项下内容。

（七）数据分析与统计学处理

使用 GraphPad Prism 8.0.2（GraphPad Prism Software，La Jolla，CA，USA）和 SPSS 统计分析软件（version 22.0，SPSS；Inc.，Chicago，USA）统计分析数据。结果均以"均值±标准差"呈现。组间显著性检验采用 Student's t-test，单因素方差分析（one-way ANOVA）以及 Tukey 多重比较（Tukey's multiple comparison）的方法进行。$P < 0.05$ 时认为有统计学意义。

【实验结果】

（一）脑心通胶囊抑制高脂饮食诱导的 ApoE$^{-/-}$ 小鼠 AS 形成

1. 主动脉大体油红染色斑块评估

对各组小鼠主动脉行大体油红 O 染色，检测主动脉斑块负荷，结果如图 4 - 1 所示。高脂喂养 24 周后，模型组小鼠出现了明显的动脉粥样硬化斑块，而阿托伐他汀以及脑心通胶囊给药显著降低了动脉粥样硬化斑块负荷。

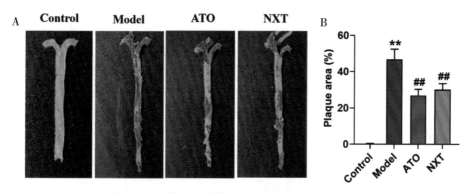

图 4 - 1　脑心通胶囊对主动脉斑块负荷的影响

注：A. 各组小鼠主动脉斑块油红 O 染色；B. 各组小鼠主动脉斑块负荷统计分析。
与空白组比较，$^{**}P < 0.01$；与模型组比较，$^{\#\#}P < 0.01$。

2. 主动脉根部切片 HE 染色及斑块面积测定

对小鼠主动脉根部切片进行 HE 染色以检测各组斑块横断面面积，结果如图 4 - 2 所示。模型组小鼠主动脉根部斑块面积显著增加，表明阿托伐他汀和脑心通胶囊能够显著减少斑块面积。

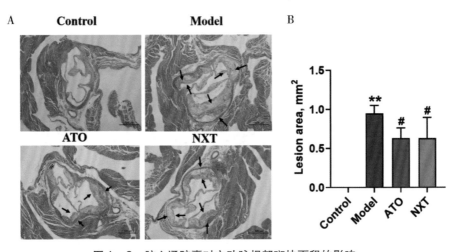

图4－2 脑心通胶囊对主动脉根部斑块面积的影响

注：A. 各组小鼠主动脉根部切片 HE 染色；B. 各组小鼠主动脉根部斑块横断面面积
统计分析。与空白组比较，$^{**}P < 0.01$；与模型组比较，$^{#}P < 0.05$。

3. 主动脉根部切片油红 O 染色及斑块内脂质含量测定

对小鼠主动脉根部切片进行油红 O 染色并测定各组斑块内脂质含量，结果如图 4－3 所示。模型组小鼠主动脉根部斑块内的脂质含量显著增加，表明阿托伐他汀和脑心通胶囊能够显著减少高脂饮食引起的主动脉根部的脂质沉积。

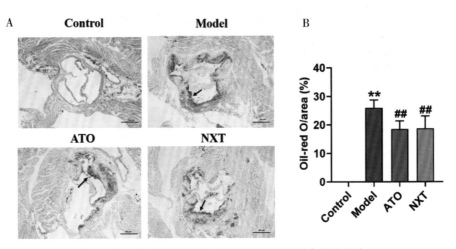

图4－3 脑心通胶囊对主动脉根部斑块脂质含量的影响

注：A. 各组小鼠主动脉根部切片油红 O 染色；B. 主动脉根部斑块脂质含量统计
分析。与空白组比较，$^{**}P < 0.01$；与模型组比较，$^{##}P < 0.01$。

4. 主动脉根部切片 Masson 染色及斑块内胶原含量测定

对小鼠主动脉根部切片进行 Masson 染色并测定各组斑块内胶原含量，结果如图 4 - 4 所示。模型组小鼠主动脉根部斑块内的胶原含量显著降低，表明阿托伐他汀和脑心通胶囊能够显著升高斑块内胶原的含量。

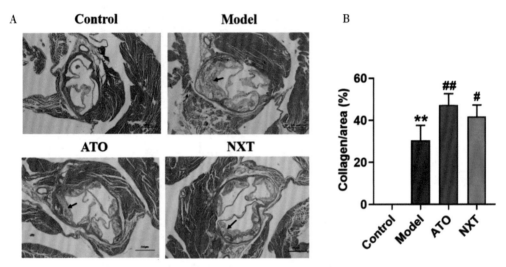

图 4 - 4　脑心通胶囊对主动脉根部斑块内胶原含量的影响

注：A. 各组小鼠主动脉根部切片 Masson 染色；B. 各组小鼠主动脉根部斑块内胶原含量统计分析。与空白组比较，$^{**}P<0.01$；与模型组比较，$^{#}P<0.05$，$^{##}P<0.01$。

5. 脑心通胶囊对 AS 小鼠脂质代谢的影响

对血脂水平进行检测，结果见图 4 - 5。与空白对照组比较，模型组小鼠的 TC、TG、LDL-C 含量显著升高，提示模型动物出现脂质代谢异常。阿托伐他汀和脑心通胶囊显著降低 TC、TG、LDL-C 含量，表明脑心通胶囊具有显著的降脂作用。

6. 脑心通胶囊对 AS 小鼠炎症的影响

对炎症因子进行检测，结果见图 4 - 6。与空白对照组比较，模型组小鼠 IL - 6 和 TNF-α 含量显著升高，提示模型动物机体出现炎症反应；阿托伐他汀组和脑心通胶囊组 IL - 6、TNF-α 含量均显著低于模型组，表明脑心通胶囊具有显著的抗炎作用。

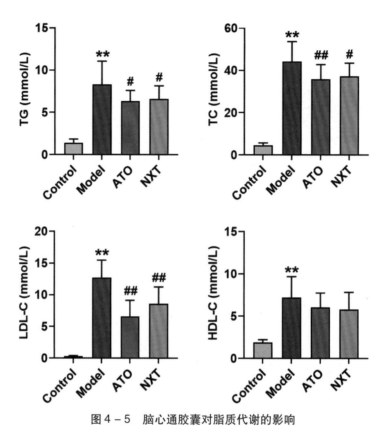

图 4 - 5　脑心通胶囊对脂质代谢的影响

注：与空白组比较，$^{**}P < 0.01$；与模型组比较，$^{\#}P < 0.05$，$^{\#\#}P < 0.01$。

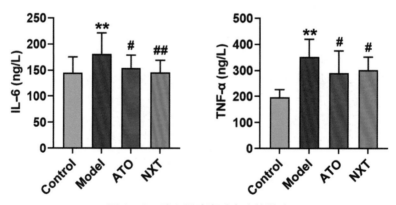

图 4 - 6　脑心通胶囊对炎症的影响

注：与空白组比较，$^{**}P < 0.01$；与模型组比较，$^{\#}P < 0.05$，$^{\#\#}P < 0.01$。

7. 脑心通胶囊对 AS 小鼠内皮功能的影响

对内皮功能指标进行检测，结果见图 4-7。与空白对照组比较，模型组小鼠的 TXA2 含量显著升高，PGI2 含量显著降低，提示模型动物出现内皮功能障碍；阿托伐他汀组和脑心通胶囊组的 TXA2 含量显著降低，PGI2 含量显著升高，表明脑心通胶囊能够显著改善内皮功能。

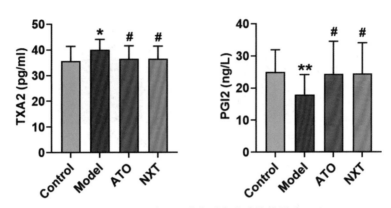

图 4-7 脑心通胶囊对内皮功能的影响

注：与空白组比较，$^*P < 0.05$，$^{**}P < 0.01$；与模型组比较，$^\#P < 0.05$。

8. 脑心通胶囊对 AS 小鼠肝功能的影响

对肝功能指标进行检测，结果见图 4-8。与空白对照组比较，模型组小鼠的 AST 和 ALT 含量显著升高，提示高脂饮食诱发模型动物出现肝损伤；阿托伐他汀组和脑心通胶囊组的 AST 和 ALT 含量显著降低，表明脑心通胶囊对高脂饮食诱发的肝损伤具有保护作用。

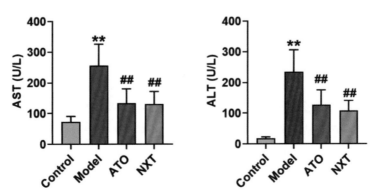

图 4-8 脑心通胶囊对肝功能的影响

注：与空白组比较，$^{**}P < 0.01$；与模型组比数，$^{\#\#}P < 0.01$。

9. 脑心通胶囊对 AS 小鼠心血管功能的影响

对心血管功能指标进行检测，结果见图 4 - 9。与空白对照组比较，模型组小鼠的 MCP - 1、VCAM - 1 和 MMP9 含量显著升高；阿托伐他汀和脑心通胶囊给药后，MCP - 1、VCAM - 1 和 MMP9 含量均显著降低，表明脑心通胶囊能够抑制动脉粥样硬化相关炎性因子的升高，起到延缓动脉粥样硬化进程的作用。

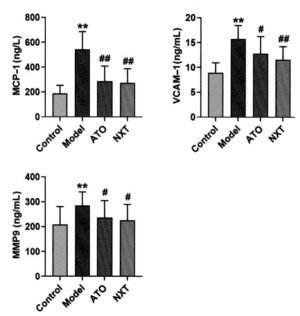

图 4 - 9　脑心通胶囊对心血管功能的影响

注：与空白组比较，**$P < 0.01$；与模型组比较，#$P < 0.05$，##$P < 0.01$。

（二）脑心通胶囊对 AS 小鼠肠道微生态的影响

1. 脑心通胶囊对 AS 小鼠肠道菌群 α - 多样性的影响

由于肠道微生物群在动脉粥样硬化的发生发展中起着关键作用，调节微生物群是一种潜在的预防动脉粥样硬化心血管疾病的治疗方法[74,222]。因此，本章进一步研究脑心通胶囊对肠道菌群的影响。采用 Illumina HiSeq 2500 测序平台对实验终点采集的粪便样本进行 16S rRNA 测序。根据 OTUs、Chao 1 指数、ACE 指数和 Shannon 指数来评估 α - 多样性。其中，OTUs、Chao 1 指数、ACE 指数反映的是物种丰度，即物种数量的多少。Shannon 指数用于衡量物种多样性，数值越大说明样品的物种多样性越高。如图 4 - 10 所示，与空白对照组比较，模型组 OTUs、Chao 1 指数、ACE 指数均有一定下降的趋势。而这 4 个指数在脑心通胶囊给药组均显著上调，表明长期给药脑心通胶囊可以提高动脉粥样硬化状态下的肠道菌群的丰富度和多样性。

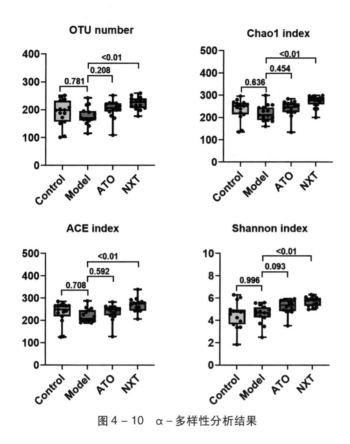

图 4 - 10　α - 多样性分析结果

2. 脑心通胶囊对 AS 小鼠肠道菌群 β - 多样性的影响

在本章研究中，采用了基于 Bray Curtis 距离的 NMDS 来可视化不同类菌群组成的差异。结果（图 4 - 11）显示空白组与模型组的样本分布明显分离，说明两组样品的群落组成结构有显著差异。而脑心通胶囊给药组与模型组的样品分布较为接近，但有一定的分离趋势，表明脑心通胶囊给药对高脂喂养的 ApoE$^{-/-}$ 小鼠的群落结构有一定的调节作用，但效果不显著。

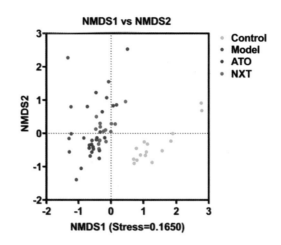

图 4 - 11　基于 Bray-Curtis 距离的 NMDS –2D 分析图

3. 脑心通胶囊调节的差异菌种分析

本章进一步分析不同分类水平下肠道菌群相对丰度的差异（图 4 - 12）。在门水平上，模型组拟杆菌门（*Bacteroidetes*）丰度下降，厚壁菌门（*Firmicutes*）丰度增加，表明长期高脂饲喂可导致 *Firmicutes* 与 *Bacteroidetes* 的相对丰度比值（F/B 比值）增加。脑心通胶囊给药可以增加 *Bacteroidetes* 的丰度和减少 *Firmicutes* 的丰度，进而调节 *Firmicutes* 与 *Bacteroidetes* 的比例，这与第三章的研究结果一致。

在属水平上，与空白对照组比较，模型组 *Alloprevotella*、*Bacteroides*、*Peptococcus*、*Tyzzerella* 和 *Uncultured_bacterium_ f_Muribaculaceae* 的相对丰度显著降低。脑心通胶囊给药均显著提高了 *Alloprevotella*、*Bacteroides*、*Peptococcus*、*Tyzzerella* 和 *Uncultured_bacterium_ f_Muribaculaceae* 的相对丰度（图 4 - 13）。

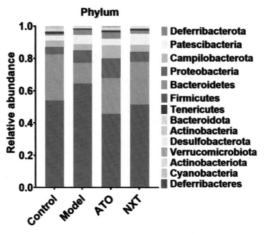

图 4 - 12　各组小鼠门水平肠道菌群构成

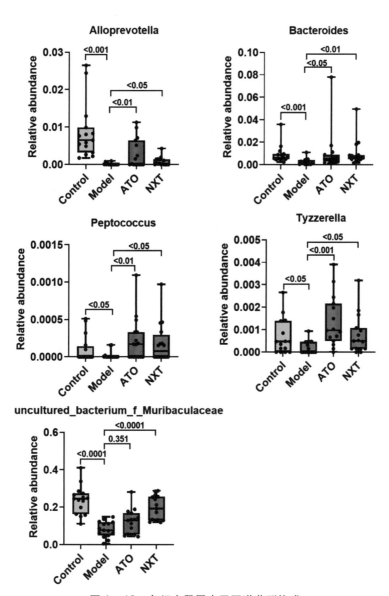

图 4 – 13　各组小鼠属水平肠道菌群构成

4. 肠道菌群与生化指标的关联性分析

在本章研究中，对肠道菌群属水平的相对丰度与生化指标水平进行了 Spearman's 相关性分析。结果表明多个肠道菌群的丰度与病理指标显著相关，提示肠道菌群在动脉粥样硬化发生发展过程中起重要作用（图 4 – 14）。

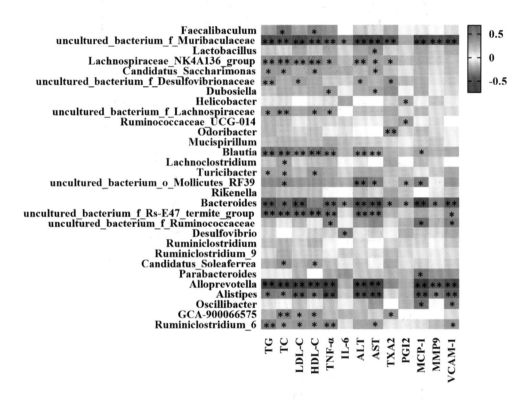

图 4 – 14　肠道菌群属水平相对丰度与生化指标水平之间的相关性

（三）脑心通胶囊对 AS 小鼠血清代谢谱的影响

1. 血清代谢组数据多元统计分析

代谢产物是肠道微生物影响宿主生理的主要媒介。肠道微生物调节的代谢产物和代谢途径在动脉粥样硬化的发生发展中发挥重要作用[30]。为了评估脑心通胶囊重塑肠道菌群后的代谢变化，进行了非靶向代谢组学研究，通过 UFLC-Q-TOF-MS/MS 观察血清代谢产物的变化。

在正、负模式下分别对血清样品进行代谢组学分析，代谢物分离情况基本符合代谢组学的完整性与全面性要求。此外，质控样品检测结果表明分析方法稳定性和重复性好。总离子流图（total ion chromatograms，TIC）如图 4 - 15 所示。采用多元统计分析（OPLS-DA）评价空白对照组、模型组和脑心通胶囊给药组的血清代谢谱。结果显示，在负模式（图 4 - 16A、B）和正模式（图 4 - 17A、B）的 OPLS-DA 评分图中，空白对照组、模型组和脑心通胶囊给药组之间均存在明显的分离，且各组组内聚合度高，表明动脉粥样硬化模型小鼠的血清代谢表型与正常小鼠相比具有显著差异。而脑心通胶囊给药干预后，动脉粥样硬化模型小鼠的血清代谢轮廓产生了明显变化，表明脑心通胶囊对模型小鼠血清代谢物水平具有显著的调节作用。置换检验用于检查所建立的 OPLS-DA 模型是否过度拟合，如图 4 - 16C、D 以及图 4 - 17C、D 所示，置换检验结果表明 OPLS-DA 模型有效，具有较高的稳定性和预测能力，不存在过拟合现象。"S" 曲线图中，距离原点越远的点对组间分类识别起的作用越大，就越有可能是潜在的生物标志物。最后，筛选组间 VIP 值大于 1 且显著性检验 P 值小于 0.05 的代谢物作为组间的潜在生物标志代谢物。

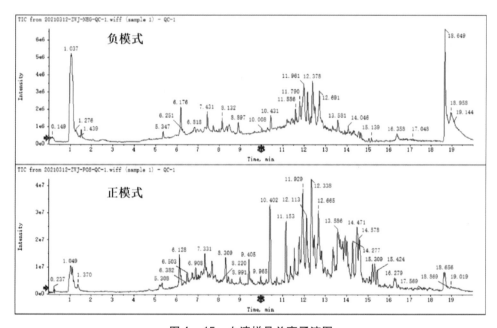

图 4 - 15　血清样品总离子流图

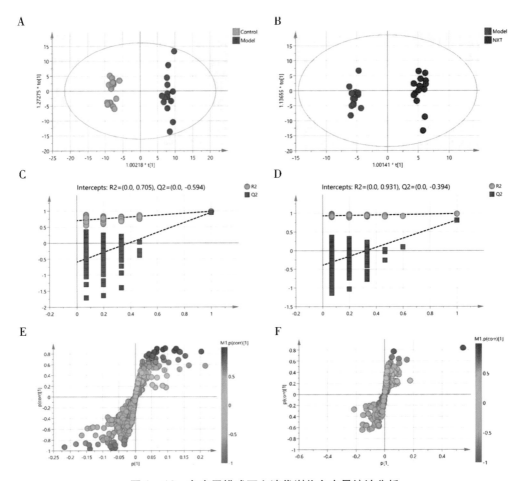

图 4 – 16 负离子模式下血清代谢物多变量统计分析

注：A. 空白组与模型组之间的 OPLS-DA 分布图；B. 模型组与脑心通胶囊组之间的 OPLS-DA 分布图；C. 空白组与模型组的 OPLS-DA 模型有效性的置换检验；D. 模型组与脑心通胶囊组的 OPLS-DA 模型有效性的置换检验；E. 空白组和模型组所得的"S"曲线图；F. 模型组和脑心通胶囊组所得的"S"曲线图。

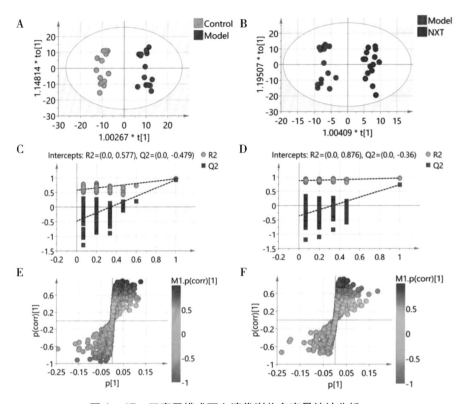

图 4 – 17　正离子模式下血清代谢物多变量统计分析

注：A. 空白组与模型组之间的 OPLS-DA 分布图；B. 模型组与脑心通胶囊组之间的 OPLS-DA
分布图；C. 空白组与模型组的 OPLS-DA 模型有效性的置换检验；D. 模型组与脑心通
胶囊组的 OPLS-DA 模型有效性的置换检验；E. 空白组和模型组所得的"S"曲线图；
F. 模型组和脑心通胶囊组所得的"S"曲线图。

2. 血清差异代谢物鉴别

根据质荷比以及二级质谱数据，与 HMDB、Metelin、Chemspider 等数据库进行
质谱信息匹配，鉴定出各潜在的生物标志代谢物。如表 4 – 3、图 4 – 18 所示，最
终共鉴定出 35 个与动脉粥样硬化疾病相关的血清差异代谢物。脑心通胶囊给药后，
对 35 个差异代谢物均有不同程度的调节，其中起到显著调节作用的有 21 个。

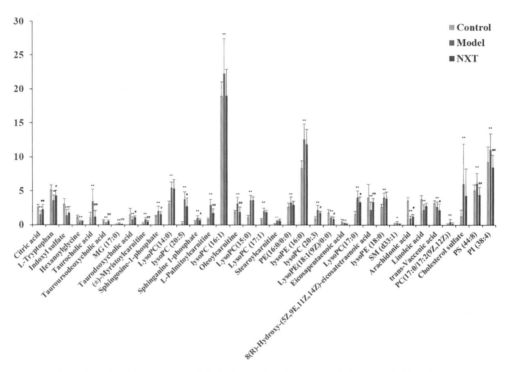

图 4-18　脑心通胶囊对与动脉粥样硬化密切相关的血清差异代谢物的调节作用

注：与空白组比较，$^*P < 0.05$，$^{**}P < 0.01$；与模型组比较，$^\#P < 0.05$，$^{\#\#}P < 0.01$。

表4-3　脑心通胶囊对与动脉粥样硬化密切相关的血清差异代谢物的调节作用

序号	保留时间 (min)	代谢物名称	分子式	离子模式	质荷比 (m/z)	Control	Model	NXT	Fold change Model/Control	Fold change NXT/Model
1	1.53	Citric acid	$C_6H_8O_7$	$[M-H]^-$	191.0196	2.62 ± 0.40	$1.56\pm0.47^{**}$	$2.23\pm0.75^{\#\#}$	0.60	1.43
2	5.38	L-Tryptophan	$C_{11}H_{12}N_2O_2$	$[M-H]^-$	203.0828	5.20 ± 0.65	$3.61\pm0.75^{**}$	$4.32\pm0.73^{\#}$	0.69	1.20
3	5.99	Indoxyl sulfate	$C_8H_7NO_4S$	$[M-H]^-$	212.0025	3.08 ± 0.79	$1.36\pm0.89^{**}$	1.76 ± 0.92	0.44	1.29
4	7.15	Hexanoylglycine	$C_8H_{15}NO_3$	$[M-H]^-$	172.0979	1.16 ± 0.25	$0.49\pm0.21^{**}$	0.51 ± 0.06	0.42	1.06
5	8.14	Taurocholic acid	$C_{26}H_{45}NO_7S$	$[M-H]^-$	514.2838	1.14 ± 0.67	$3.46\pm1.75^{**}$	$1.20\pm0.88^{\#\#}$	3.03	0.35
6	8.89	Tauroursodeoxycholic acid	$C_{26}H_{45}NO_6S$	$[M-H]^-$	498.2883	0.55 ± 0.19	$0.23\pm0.11^{**}$	$0.53\pm0.16^{\#}$	0.41	2.35
7	9.55	MG (17:0)	$C_{20}H_{40}O_4$	$[M+NH_4]^+$	362.3258	0.07 ± 0.05	$0.19\pm0.12^{**}$	$0.06\pm0.02^{\#\#}$	2.57	0.29
8	10.17	Taurodeoxycholic acid	$C_{26}H_{45}NO_6S$	$[M-H]^-$	498.2886	1.55 ± 0.87	$0.80\pm0.35^{**}$	$1.09\pm0.24^{\#}$	0.52	1.35
9	10.73	(±)-Myristoylcarnitine	$C_{21}H_{41}NO_4$	$[M+H]^+$	372.3100	0.28 ± 0.06	$0.80\pm0.29^{**}$	$0.41\pm0.19^{\#\#}$	2.86	0.51
10	11.17	Sphingosine-1-phosphate	$C_{18}H_{38}NO_5$	$[M-H]^-$	378.2406	1.27 ± 0.14	$2.04\pm0.72^{**}$	$1.53\pm0.40^{\#}$	1.60	0.75
11	11.29	LysoPC (14:0)	$C_{22}H_{46}NO_7P$	$[M+FA-H]^-$	512.2985	3.12 ± 0.36	$5.45\pm0.85^{**}$	5.32 ± 1.34	1.74	0.98
12	11.34	LysoPC (20:5)	$C_{28}H_{48}NO_7P$	$[M+H]^+$	542.3227	0.21 ± 0.24	$3.77\pm1.09^{**}$	$2.69\pm1.25^{\#}$	18.09	0.71
13	11.42	Sphinganine 1-phosphate	$C_{18}H_{40}NO_5P$	$[M-H]^-$	380.2562	0.48 ± 0.13	$0.97\pm0.41^{**}$	$0.71\pm0.15^{\#}$	2.01	0.73
14	11.53	L-Palmitoylcarnitine	$C_{23}H_{45}NO_4$	$[M+H]^+$	400.3414	0.89 ± 0.16	$2.92\pm0.85^{**}$	$1.68\pm0.66^{\#\#}$	3.27	0.58
15	11.64	LysoPC (16:1)	$C_{24}H_{48}NO_7P$	$[M+FA-H]^-$	538.3144	19.00 ± 2.03	$22.31\pm5.13^{**}$	18.95 ± 3.94	1.17	0.85
16	11.73	Oleoylcarnitine	$C_{25}H_{47}NO_4$	$[M+H]^+$	426.3568	1.93 ± 0.19	$3.13\pm0.93^{**}$	$1.84\pm0.78^{\#}$	1.62	0.59
17	11.87	LysoPC (15:0)	$C_{23}H_{48}NO_7P$	$[M+FA-H]^-$	526.3133	1.23 ± 0.17	$3.63\pm0.69^{**}$	3.59 ± 0.49	2.96	0.99
18	12.19	LysoPC (17:1)	$C_{25}H_{50}NO_7P$	$[M+FA-H]^-$	552.3289	0.82 ± 0.12	$2.08\pm0.39^{**}$	1.88 ± 0.25	2.52	0.90
19	12.23	Stearoylcarnitine	$C_{25}H_{49}NO_4$	$[M+H]^+$	428.3722	0.14 ± 0.03	$0.58\pm0.10^{**}$	0.59 ± 0.27	4.18	1.00

续上表

序号	保留时间 (min)	代谢物名称	分子式	离子模式	质荷比 (m/z)	Control	Model	NXT	Fold change Model/Control	Fold change NXT/Model
20	12.25	PE (16:0/0:0)	$C_{21}H_{44}NO_7P$	$[M+H]^+$	454.2918	2.65±0.55	3.29±0.82**	2.92±0.58	1.24	0.89
21	12.35	LysoPE (16:0)	$C_{21}H_{44}NO_7P$	$[M-H]^-$	452.2772	8.36±1.08	12.60±2.23**	11.89±2.16	1.51	0.94
22	12.38	LysoPC (20:3)	$C_{28}H_{52}NO_7P$	$[M+H]^+$	546.3538	0.92±0.30	2.17±0.71**	1.75±0.27##	2.37	0.80
23	12.59	LysoPE [18:1(9Z)/0:0]	$C_{23}H_{46}NO_7P$	$[M+H]^+$	480.3080	1.79±0.48	1.08±0.22**	0.86±0.28##	0.61	0.80
24	12.72	Eicosapentaenoic acid	$C_{20}H_{30}O_2$	$[M+H]^+$	303.2315	0.54±0.31	0.19±0.10**	0.18±0.04	0.36	0.94
25	12.81	LysoPC (17:0)	$C_{25}H_{52}NO_7P$	$[M+H]^+$	510.3540	1.58±0.43	4.02±0.98**	3.36±0.74#	2.54	0.84
26	12.81	8 (R) -Hydroxy- (5Z, 9E, 11Z, 14Z) -eicosatetraenoic acid	$C_{20}H_{32}O_3$	$[M-H]^-$	319.2275	4.03±1.93	2.25±1.13**	3.33±0.56##	0.56	1.48
27	13.47	LysoPE (18:0)	$C_{23}H_{48}NO_7P$	$[M-H]^-$	480.3083	2.64±0.42	4.02±0.70**	3.87±0.96	1.52	0.96
28	14.20	SM (d33:1)	$C_{38}H_{77}N_2O_6P$	$[M+H]^+$	689.5570	0.12±0.10	0.28±0.25*	0.11±0.08	2.29	0.40
29	14.50	Arachidonic acid	$C_{20}H_{32}O_2$	$[M-H]^-$	303.2327	3.62±0.43	0.94±0.38*	1.23±0.33#	0.26	1.30
30	14.63	Linoleic acid	$C_{18}H_{32}O_2$	$[M-H]^-$	279.2329	3.83±0.49	2.23±0.76**	2.75±0.46#	0.58	1.23
31	15.21	trans-Vaccenic acid	$C_{18}H_{34}O_2$	$[M-H]^-$	281.2485	3.25±0.36	2.66±0.74**	2.20±0.90	0.82	0.83
32	15.43	PC[17:0/17:2(9Z, 12Z)]	$C_{42}H_{80}NO_8P$	$[M+H]^+$	758.5675	0.12±0.10	0.42±0.38*	0.19±0.15#	3.40	0.44
33	17.21	Cholesterol sulfate	$C_{27}H_{46}O_4S$	$[M-H]^-$	465.3033	1.30±0.90	6.05±5.92**	4.28±3.99	4.64	0.71
34	18.68	PS (44:8)	$C_{50}H_{82}NO_{10}P$	$[M-H]^-$	886.5534	5.09±0.84	6.10±1.49**	4.40±1.17##	1.20	0.72
35	18.68	PI (38:4)	$C_{47}H_{83}O_{13}P$	$[M-H]^-$	885.5496	9.33±2.21	11.05±2.37**	8.48±1.83##	1.18	0.77

注：与空白组比较，$^* P<0.05$，$^{**} P<0.01$；与模型组比较，$^\# P<0.05$，$^{\#\#} P<0.01$。

3. 血清差异代谢物的代谢通路分析

利用 KEGG 数据库和 MetaboAnalyst 4.0 等工具对 21 个脑心通胶囊显著作用的差异代谢物进行代谢通路的富集分析，结果见图 4-19、表 4-4。共获得 8 条与脑心通胶囊干预密切相关的通路，包括亚油酸代谢、花生四烯酸代谢、色氨酸代谢、三羧酸循环、二羧酸代谢、鞘脂代谢、甘油磷脂代谢和初级胆汁酸生物合成。

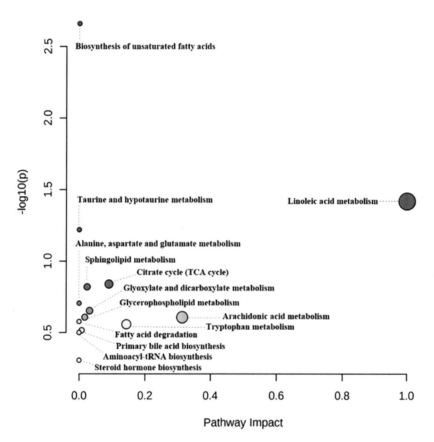

图 4-19　脑心通胶囊干预动脉粥样硬化小鼠的血清代谢通路分析

表 4 - 4 脑心通胶囊干预动脉粥样硬化小鼠的血清代谢通路分析

Pathway name	Match status	P value	-log (P)	HolmP	FDR	Impact
Linoleic acid metabolism	1/5	0.038	1.42	1	1	1
Arachidonic acid metabolism	1/36	0.25	0.61	1	1	0.31
Tryptophan metabolism	1/41	0.28	0.56	1	1	0.14
Citrate cycle (TCA cycle)	1/20	0.15	0.84	1	1	0.090
Glyoxylate and dicarboxylate metabolism	1/32	0.22	0.65	1	1	0.032
Sphingolipid metabolism	1/21	0.15	0.82	1	1	0.024
Glycerophospholipid metabolism	1/36	0.25	0.61	1	1	0.017
Primary bile acid biosynthesis	1/46	0.30	0.52	1	1	0.008
Biosynthesis of unsaturated fatty acids	3/36	0.0021	2.66	0.18	0.18	0
Taurine and hypotaurine metabolism	1/8	0.060	1.22	1	1	0
Alanine, aspartate and glutamate metabolism	1/28	0.20	0.71	1	1	0
Fatty acid degradation	1/39	0.26	0.58	1	1	0
Aminoacyl-tRNA biosynthesis	1/48	0.32	0.50	1	1	0
Steroid hormone biosynthesis	1/85	0.49	0.31	1	1	0

4. 血清代谢网络分析

如图4-20所示，血清代谢网络结果表明，脑心通胶囊在动脉粥样硬化小鼠中主要影响了脂质类物质代谢。

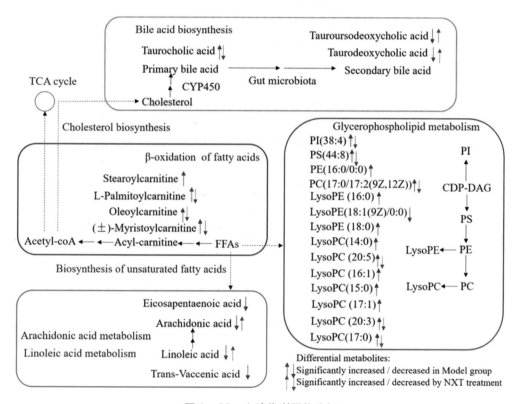

图4-20　血清代谢网络分析

5. 血清差异代谢物与肠道菌群的相关性分析

在本章研究中，对肠道菌群的相对丰度（属水平）与血清代谢物水平进行了Spearman's相关性分析，计算了它们之间的相关系数，结果如图4-21所示。结果表明多种肠道菌群与多个疾病相关的代谢物具有显著相关性。

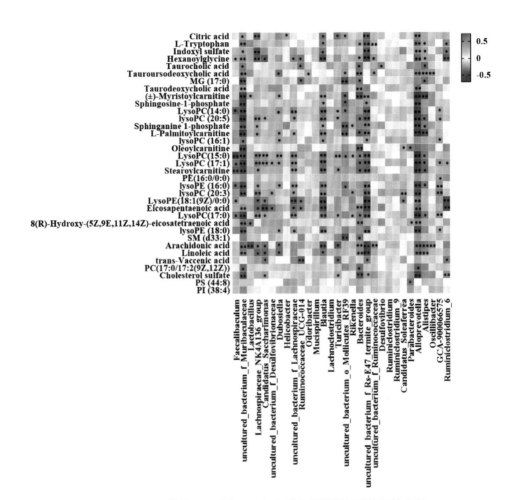

图 4 – 21　肠道菌群（属水平）与血清差异代谢物的相关性分析
注：$^{*}P < 0.05$，$^{**}P < 0.01$。

6. 血清差异代谢物与生化指标的相关性分析

在本章研究中，对血清差异代谢物水平与生化指标水平进行了 Spearman's 相关性分析，计算了它们之间的相关系数，结果如图 4 – 22 所示。结果表明多种血清代谢物与多个疾病相关的生化指标具有显著相关性。

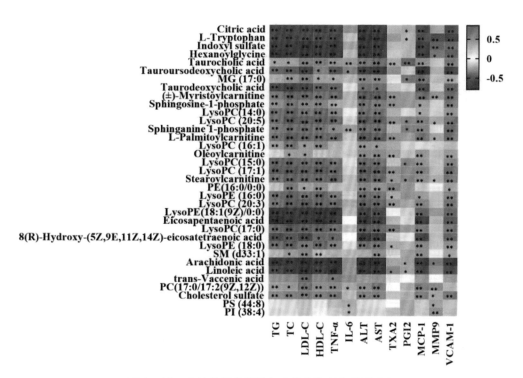

图 4 - 22　血清差异代谢物与生化指标的相关性分析

注: *P < 0.05, **P < 0.01。

7. 肠道菌群 - 血清代谢物 - 药效网络分析

为了揭示脑心通胶囊在动脉粥样硬化中的作用机制，根据关联性的数据分析结果，总结了脑心通胶囊作用的肠道微生物群、血清代谢物和病理指标之间的关系，结果如图 4 - 23 所示。结果表明，脑心通胶囊可能通过调节 *Alloprevotella*、*Bacteroides*、*Peptococcus*、*Tyzzerella* 和 *Uncultured_bacterium_ f_Muribaculaceae* 等关键菌种，进而调节差异代谢物水平，从而发挥降脂、抗炎、保肝、改善内皮功能、保护心血管等药效作用。

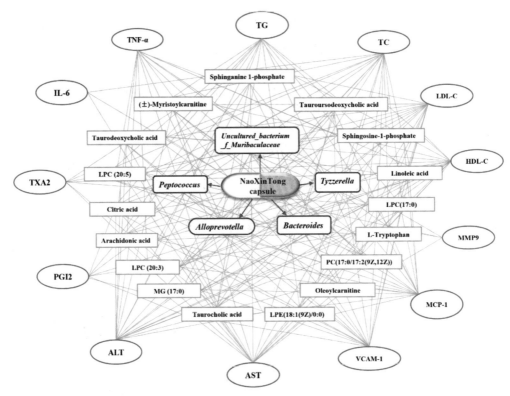

图4-23 脑心通胶囊肠道菌群-血清代谢物-药效网络图

（四）脑心通胶囊对 AS 小鼠粪便代谢谱的影响

1. 粪便代谢组数据多元统计分析

在正、负模式下分别对粪便样品进行代谢组学分析，代谢物分离情况基本符合代谢组学的完整性与全面性要求。此外，质控样品检测结果表明分析方法稳定性和重复性好。总离子流图（TIC）如图4-24所示。同样地，采用 OPLS-DA 法，对比空白对照组、模型组和脑心通胶囊给药组的粪便代谢状态。结果显示在负模式（图4-25A、B）和正模式（图4-26A、B）的 OPLS-DA 评分图中，三组均非常明显地区分开来，且各组组内聚合度高，表明模型小鼠的粪便代谢表型与正常小鼠相比差异显著；脑心通胶囊给药干预后，动脉粥样硬化模型小鼠的粪便代谢轮廓发生了明显的变化，表明脑心通胶囊对模型小鼠粪便代谢物水平具有显著的调节作用。

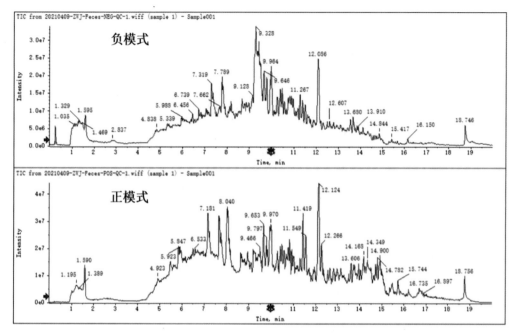

图 4 − 24　粪便样品总离子流图

　　置换检验用于检查所建立的 OPLS-DA 模型是否过度拟合，如图 4 − 25C、D 以及图 4 − 26C、D 所示，置换检验结果表明 OPLS-DA 模型有效，具有较高的稳定性和预测能力，不存在过拟合现象。此外，"S"曲线图中，距离原点越远的点对组间分类识别起的作用越大，就越有可能是潜在的生物标志物。最后，筛选组间 VIP 值大于 1 且显著性检验 P 值小于 0.05 的代谢物作为组间的潜在生物标志代谢物。

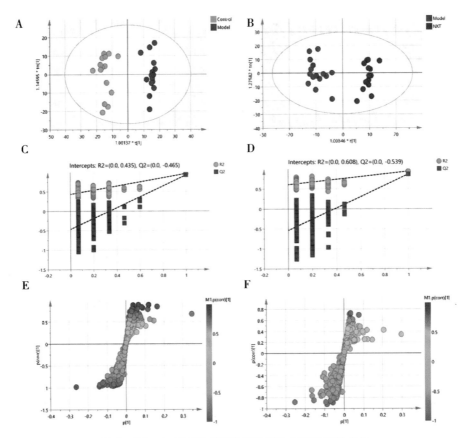

图 4 - 25　负离子模式下粪便代谢物多变量统计分析

注：A. 空白组与模型组之间的 OPLS-DA 分布图；B. 模型组与脑心通胶囊组之间的
OPLS-DA 分布图；C. 空白组与模型组的 OPLS-DA 模型有效性的置换检验；D. 模型组
与脑心通胶囊组的 OPLS-DA 模型有效性的置换检验；E. 空白组和模型组所得的
"S" 曲线图；F. 模型组和脑心通胶囊组所得的 "S" 曲线图。

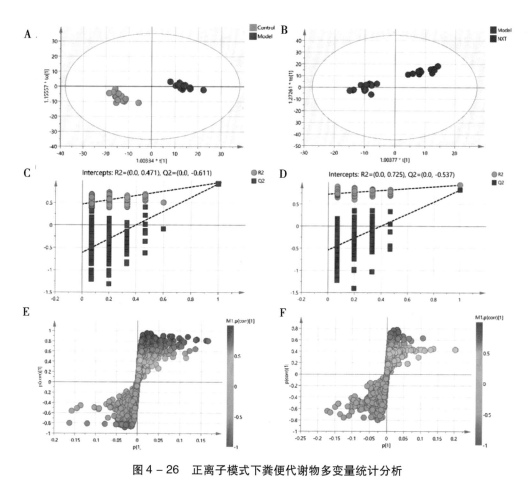

图 4 – 26 正离子模式下粪便代谢物多变量统计分析

注：A. 空白组与模型组之间的 OPLS-DA 分布图；B. 模型组与脑心通胶囊组之间的 OPLS-DA 分布图；C. 空白组与模型组的 OPLS-DA 模型有效性的置换检验；D. 模型组与脑心通胶囊组的 OPLS-DA 模型有效性的置换检验；E. 空白组和模型组所得的"S"曲线图；F. 模型组和脑心通胶囊组所得的"S"曲线图。

2. 粪便差异代谢物鉴别

根据质荷比以及二级质谱数据，与 HMDB、Metelin、Chemspider 等数据库进行质谱信息匹配，鉴定出潜在的生物标志代谢物。如表 4-27、图 4-5 所示，最终共鉴定出 27 个与动脉粥样硬化疾病相关的粪便差异代谢物；脑心通胶囊给药后，27 个差异代谢物均有不同程度的调节，其中起到显著调节作用的有 15 个。

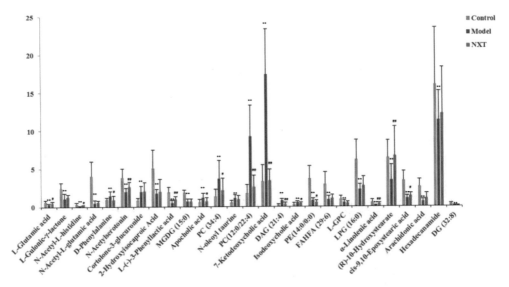

图 4-27 脑心通胶囊对与动脉粥样硬化密切相关的粪便差异代谢物的调节作用

注：与空白组比较，$^*P < 0.05$，$^{**}P < 0.01$；与模型组比较，$^\#P < 0.05$，$^{\#\#}P < 0.01$。

表4-5 脑心通胶囊对与动脉粥样硬化密切相关的粪便差异代谢物的调节作用

序号	保留时间 (min)	代谢物名称	分子式	离子模式	质荷比 (m/z)	Control	Model	NXT	Fold change	
									Model/Control	NXT/Model
1	1.29	L-Glutamic acid	$C_5H_9NO_4$	$[M+H]^+$	148.0596	0.64±0.21	0.33±0.09**	0.47±0.24#	0.52	1.42
2	1.46	L-Gulonic-γ-lactone	$C_6H_{10}O_6$	$[M-H]^-$	177.0404	2.42±0.72	1.05±0.70**	1.31±0.28	0.44	1.25
3	1.49	N-Acetyl-L-histidine	$C_8H_{11}N_3O_3$	$[M+H]^+$	198.0868	0.35±0.22	0.08±0.06**	0.15±0.08#	0.23	1.87
4	2.79	N-Acetyl-L-glutamic acid	$C_7H_{11}NO_5$	$[M-H]^-$	188.0563	4.03±1.94	0.52±0.33**	0.59±0.20	0.13	1.14
5	5.04	D-Phenylalanine	$C_9H_{11}NO_2$	$[M+H]^+$	166.0856	0.95±0.23	1.46±0.59**	0.94±0.49#	1.53	0.65
6	5.33	N-Acetylserotonin	$C_{12}H_{14}N_2O_2$	$[M-H]^-$	218.1035	3.83±1.16	1.96±0.51**	2.61±0.63##	0.51	1.33
7	5.50	Cortolone-3-glucuronide	$C_{27}H_{42}O_{11}$	$[M+H]^+$	543.2768	0.86±0.26	1.98±0.72**	2.01±1.19	2.29	1.02
8	7.07	2-Hydroxyisocaproic acid	$C_6H_{12}O_3$	$[M-H]^-$	131.0707	5.04±2.43	1.77±0.55**	1.98±1.61	0.35	1.12
9	7.43	L-(−)-3-Phenyllactic acid	$C_9H_{10}O_3$	$[M-H]^-$	165.0552	1.91±0.63	0.49±0.38**	0.96±0.41##	0.26	1.94
10	8.70	MGDG (15:0)	$C_{24}H_{44}O_{10}$	$[M-H]^-$	491.2849	1.87±0.32	0.69±0.31**	0.72±0.31	0.37	1.05
11	9.56	Apocholic acid	$C_{24}H_{38}O_4$	$[M+H]^+$	391.2830	0.62±0.34	1.20±0.58**	0.73±0.44#	1.95	0.61
12	9.98	PC (34:4)	$C_{42}H_{76}NO_8P$	$[M+HAc-H]^-$	812.5408	1.34±0.93	3.69±2.35**	2.15±1.60#	2.75	0.58
13	10.05	N-oleoyl taurine	$C_{20}H_{39}NO_4S$	$[M+H]^+$	390.2709	0.57±0.22	1.14±0.40**	0.96±0.51	2.00	0.85
14	10.38	PC (12:0/22:4)	$C_{42}H_{76}NO_8P$	$[M+HAc-H]^-$	812.5407	1.78±1.12	9.23±4.07**	2.58±1.51##	5.20	0.28
15	10.38	7-Ketodeoxycholic acid	$C_{24}H_{38}O_5$	$[2M-H]^-$	811.5372	3.31±2.17	17.41±5.95**	3.43±1.46##	5.27	0.20
16	10.45	DAG (21:4)	$C_{24}H_{38}O_5$	$[M+NH_4]^+$	424.3038	0.21±0.15	0.82±0.21**	0.33±0.22#	3.98	0.40
17	11.02	Isodeoxycholic acid	$C_{24}H_{40}O_4$	$[M+H]^+$	393.2902	0.29±0.19	0.54±0.17**	0.38±0.17#	1.85	0.71
18	11.54	PE (14:0/0:0)	$C_{19}H_{40}NO_7P$	$[M+H]^+$	426.2606	3.66±1.68	0.80±0.28**	0.53±0.31#	0.22	0.66
19	12.32	FAHFA (29:6)	$C_{29}H_{44}O_4$	$[M-H]^-$	455.3152	2.92±1.58	0.93±0.48**	1.09±0.46	0.32	1.18

序号	保留时间 (min)	代谢物名称	分子式	离子模式	质荷比 (m/z)	Control	Model	NXT	Fold change	
									Model/Control	NXT/Model
20	12.42	L-GPC	$C_{26}H_{51}NO_7P$	$[M+H]^+$	520.3380	0.98±0.42	0.55±0.27**	0.47±0.20	0.56	0.85
21	13.12	LPG (16:0)	$C_{22}H_{45}O_9P$	$[M-H]^-$	483.2715	6.15±2.61	2.26±0.69**	2.73±1.21	0.37	1.21
22	13.56	α-Linolenic acid	$C_{18}H_{30}O_2$	$[M+H]^+$	279.2305	0.57±0.36	0.16±0.03**	0.36±0.16##	0.28	2.27
23	13.67	(R)-10-Hydroxystearate	$C_{18}H_{36}O_3$	$[M-H]^-$	299.2585	6.44±2.28	3.46±2.04**	6.63±3.88##	0.54	1.91
24	13.90	cis-9, 10-Epoxystearic acid	$C_{18}H_{34}O_3$	$[M-H]^-$	297.2427	3.42±1.22	1.07±0.39**	1.39±0.38#	0.31	1.30
25	14.73	Arachidonic acid	$C_{20}H_{32}O_2$	$[M-H]^-$	303.2325	2.64±0.95	0.64±0.35**	1.06±0.71	0.24	1.64
26	14.77	Hexadecanamide	$C_{16}H_{33}NO$	$[M+H]^+$	256.2626	16.04±7.45	11.34±3.84**	12.20±6.10	0.71	1.08
27	15.55	DG (32:8)	$C_{35}H_{52}O_5$	$[M+NH_4]^+$	570.4136	0.33±0.14	0.09±0.03**	0.07±0.05	0.29	0.72

注：与空白组比较，*$P<0.05$，**$P<0.01$；与模型组比较，#$P<0.05$，##$P<0.01$。

3. 粪便差异代谢物的代谢通路分析

利用 KEGG 数据库和 MetaboAnalyst 4.0 等工具对 15 个脑心通胶囊显著作用的粪便差异代谢物进行代谢通路的富集分析,结果见图4－28、表4－6。通过分析,获得几条与脑心通胶囊干预密切相关的通路,包括谷氨酰胺和谷氨酸代谢、亚麻酸代谢、丙氨酸、天冬氨酸和谷氨酸代谢、精氨酸生物合成、色氨酸代谢和谷胱甘肽代谢。

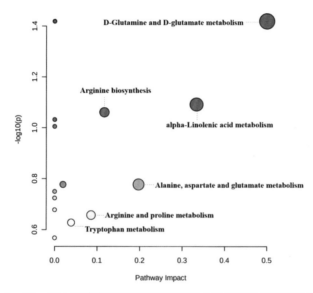

图4－28　脑心通胶囊干预动脉粥样硬化小鼠的粪便代谢通路分析

表4－6　脑心通胶囊干预动脉粥样硬化小鼠的粪便代谢通路分析

Pathway name	Match status	P value	$-\log (P)$	HolmP	FDR	Impact
D-Glutamine and D-glutamate metabolism	1/6	0.041	1.37	1	1	0.5
alpha-Linolenic acid metabolism	1/13	0.088	1.05	1	1	0.33
Alanine，aspartate and glutamate metabolism	1/28	0.18	0.73	1	1	0.19
Arginine biosynthesis	1/14	0.095	1.02	1	1	0.11
Arginine and proline metabolism	1/38	0.23	0.62	1	1	0.086
Tryptophan metabolism	1/41	0.25	0.59	1	1	0.039
Glutathione metabolism	1/28	0.18	0.73	1	1	0.019
Nitrogen metabolism	1/6	0.041	1.37	1	1	0
Butanoate metabolism	1/15	0.10	0.99	1	1	0
Histidine metabolism	1/16	0.10	0.96	1	1	0
Porphyrin and chlorophyll metabolism	1/30	0.19	0.71	1	1	0

续上表

Pathway name	Match status	P value	$-\log(P)$	HolmP	FDR	Impact
Glyoxylate and dicarboxylate metabolism	1/32	0.20	0.68	1	1	0
Biosynthesis of unsaturated fatty acids	1/36	0.22	0.64	1	1	0
Aminoacyl-tRNA biosynthesis	1/48	0.29	0.53	1	1	0

4. 粪便差异代谢物与差异菌群的相关性分析

在本章研究中，对肠道菌群属水平的相对丰度与粪便代谢物水平进行了 Spearman's 相关性分析（结果见图 4－29），计算了它们之间的相关系数，用于预测两者之间的相互关系，结果显示多种粪便差异代谢物与肠道菌群具有显著的相关性。图 4－30 列举了脑心通胶囊显著影响的肠道菌群与脑心通胶囊显著影响的粪便差异代谢物的相关性。

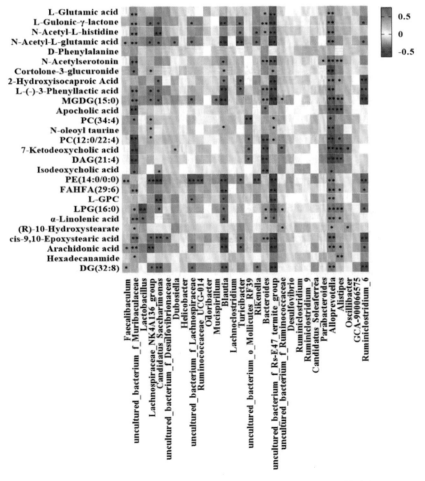

图 4－29　肠道菌群（属水平）与粪便差异代谢物的相关性分析

注：$^{*}P < 0.05$，$^{**}P < 0.01$。

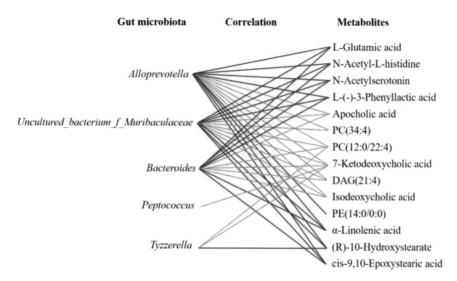

图4-30　脑心通胶囊显著作用的肠道菌群与粪便代谢物的相关性分析

注：红色线表示正相关；蓝色线表示负相关。

（五）本章小结

本章研究了长期给药脑心通胶囊对高脂喂养 ApoE$^{-/-}$ 小鼠所致动脉粥样硬化的防治作用，并进一步通过微生物组和代谢组的联用对药效机制进行了综合分析。研究结果表明，脑心通胶囊干预能够显著改善血脂代谢、抑制血管炎症、改善内皮功能、减少斑块面积、稳定斑块。此外，发现脑心通胶囊可以恢复高脂喂养引起的肠道菌群失衡。*Alloprevotella*、*Bacteroides*、*Peptococcus*、*Tyzzerella* 和 *uncultured_bacterium_ f_Muribaculaceae* 等关键菌群被发现与脑心通胶囊发挥作用密切相关。脑心通胶囊还能够恢复血清以及粪便中代谢物水平的紊乱。在血清代谢组研究中，脑心通胶囊显著调节了 21 种血清差异代谢物，主要包括胆汁酸、多不饱和脂肪酸、酰基肉碱和溶血磷脂。代谢途径分析结果表明，这些代谢物主要参与了亚油酸代谢、花生四烯酸代谢、色氨酸代谢等代谢通路。在粪便代谢组研究中，脑心通胶囊显著调节了 15 个粪便差异代谢物，主要包括氨基酸、胆汁酸、多不饱和脂肪酸以及磷脂类等。代谢通路分析结果表明这些代谢物主要参与了谷氨酰胺和谷氨酸代谢、亚麻酸代谢、丙氨酸代谢等代谢通路。

动脉粥样硬化是一种脂质代谢紊乱和慢性炎症并存的渐进性疾病。在本章研究中，高脂饮食诱导模型小鼠 LDL-C、TC、TG 水平升高；而脑心通胶囊有效地降低了 LDL-C、TC、TG 水平，表明脑心通胶囊对血脂紊乱具有显著的改善作用。肝脏在血浆脂蛋白合成和分解代谢的调节中起着核心作用。在临床上，血脂水平升高易导致脂肪肝，血脂水平升高与肝功能障碍密切相关。在本章研究中，高脂喂养导致模型小鼠肝功能障碍，证据为血清 ALT 和 AST 水平的显著升高。脑心通胶囊显著降低了血清 ALT 和 AST 水平，说明脑心通胶囊对肝脏有一定的保护作用。此外，脑心通胶囊具有抗炎作用，体现在脑心通胶囊显著抑制了血清 IL-6 和 TNF-α 水平的升高。内皮功能障碍在动脉粥样硬化性心血管疾病中十分常见。在本研究中，脑心通胶囊显著降低了 TXA2 水平，增加了 PGI2 水平，从而有效地改善了内皮功能紊乱。众所周知，多种趋化因子、细胞因子参与动脉粥样硬化的病变。其中，MCP-1 可以促使单核/巨噬细胞迁移到动脉的内皮下层，加速斑块的形成[223]。VCAM-1 能够损害血管内皮，促进平滑肌细胞转化和增殖，影响斑块的稳定性[224]。MMP9 与薄纤维帽形成、斑块破裂和斑块内出血密切相关。有研究表明，动脉粥样硬化病变过程中 MMP9 表达水平的下调在维持斑块稳定中起着重要作用[225]。在本章研究中，发现脑心通胶囊均显著降低了 MCP-1（$P < 0.01$）、VCAM-1（$P < 0.01$）和 MMP9（$P < 0.05$）水平，从而有效抑制动脉粥样硬化的发展，稳定斑块。

目前，已有多项研究对肠道菌群在动脉粥样硬化发生发展中的作用进行了调查，并确定了肠道菌群与动脉粥样硬化之间的密切联系[226]。在本章研究中，使用 16S rRNA 测序研究了脑心通胶囊对动脉粥样硬化模型小鼠肠道菌群的影响。α-多样性分析显示，脑心通胶囊干预后粪便微生物多样性显著增加，这与第三章高脂饲喂小型猪中的研究结果一致。目前，在门水平上，厚壁菌门（*Firmicutes*）和拟杆菌门（*Bacteroidetes*）是两个最占优势的门，约占 90%。有研究报告显示，厚壁菌门与拟杆菌门的比例升高与心血管疾病显著相关[227]。研究结果表明，脑心通胶囊会增加拟杆菌门的丰度，减少厚壁菌门的丰度。在属水平上，发现脑心通胶囊显著增加了 *Alloprevotella*、*Bacteroides*、*Peptococcus*、*Tyzzerella* 和 *uncultured_bacterium_f_Muribaculaceae* 的丰度。*Alloprevotella* 是一种发酵碳水化合物并产生乙酸盐和丁酸盐的菌属。研究表明，*Alloprevotella* 的丰度与心血管疾病、肥胖、糖尿病等多种疾病呈显著负相关[228]。*Bacteroides* 是短链脂肪酸的主要生产者，在人类结肠中参与了许多重要的代谢活动，包括碳水化合物发酵、含氮物质的利用以及胆汁酸和其他类固醇的生物转化[229]。*Bacteroides* 分泌的代谢产物如乙酸、丙酸等具有一定的抗炎作用，有助于维持免疫系统的稳定。此外，研究还发现肠道中两种类型的拟杆菌，即 *Bacteroides vulgatus* 和 *Bacteroides dorei* 能够通过减少肠道微生物脂多糖的产生减轻动脉粥样硬化[218]。有报道称 *uncultured_bacterium_f_Muribaculaceae* 的相对丰度与脂质水平呈负相关[230]。因此，脑心通胶囊可能通过升高上述特征菌属的水平，发挥抗动脉粥样硬化的作用。

代谢组学技术是系统生物学的重要组成，被认为是"组学"研究的最终方向，在药物的研发以及中药现代化等方面起到不可替代的作用。对内源性代谢物变化的分析能够观察到生物体受药物干预后的最终应答，从而对药物作用机制的解析提供有力的信息。为了评估脑心通胶囊重塑肠道菌群后的代谢变化，进一步对血清样品和粪便样品进行了非靶向代谢组学研究。

在血清代谢组研究中，脑心通胶囊显著调节的血清差异代谢物主要包括溶血磷脂、胆汁酸、酰基肉碱和多不饱和脂肪酸。溶血磷脂（包括 LysoPCs、LysoPEs 及 LysoPAs 等）是血清中主要的磷脂类物质，被认为是与心血管疾病和代谢性疾病相关的重要细胞信号分子[231]。其中，LysoPCs 是氧化低密度脂蛋白（ox-LDL）的活性成分，介导了 ox-LDL 诱导的内皮细胞趋化因子和黏附因子的表达，起到调节内皮细胞增殖和凋亡作用。在平滑肌细胞中，LysoPCs 也能够诱导黏附因子和炎症因子的表达，诱导其产生炎症反应。此外，LysoPCs 还能调节单核细胞、巨噬细胞和T 细胞等多种细胞功能。通常认为 LysoPCs 水平的升高能够引起炎症以及自身免疫反应，从而影响动脉粥样硬化的发展[232]。研究中发现，与空白对照组比较，模型组血清中一系列 LysoPCs 水平均显著升高，而脑心通胶囊干预后均有所降低，提示脑心通胶囊能够通过降低多种 LysoPCs 的水平进而起到减轻炎症的作用，降低动脉粥样硬化的风险。

胆汁酸由肝脏中的胆固醇合成，储存在胆囊中，并在进食后释放到肠道中。它们对于机体吸收膳食脂类物质必不可少。近年来，研究表明胆汁酸在宿主－肠道菌群交流中发挥重要的信号分子作用，它们可以通过激活肝脏和肠道中的相关受体和细胞信号通路调节宿主的脂质和葡萄糖代谢[233-234]，因而被认为在代谢性心血管疾病中扮演重要角色。在本章研究中，与空白组相比，模型组的牛磺胆酸等初级胆汁酸水平较高，牛磺去氧胆酸等次级胆汁酸水平较低。而脑心通胶囊可以恢复血清中这些异常的胆汁酸水平，这可能与肠道菌群的调节有关。脑心通胶囊通过改变肠道微生态改变胆汁酸池的组成，进而调控胆汁酸的相关信号通路；调节机体糖脂代谢可能是其抗动脉粥样硬化的机制之一，然而脑心通胶囊对胆汁酸代谢的具体作用机制尚待进一步研究。

酰基肉碱是机体新陈代谢的重要小分子物质，是由肉碱与脂肪酸或支链氨基酸的脱氨产物相结合形成的，这些酰基肉碱类代谢物会被运输到线粒体内，经 β 氧化而彻底降解并产生能量。血浆中酰基肉碱谱的异常改变常见于多种代谢性疾病以及线粒体功能障碍病，如二型糖尿病、脂肪性肝病等。与空白对照组比较，模型组的 L-palmitylcarnitine、stearoylcarnitine、oleoylcarnitine 和（±）-myristoylcarnitine 等酰基肉碱类物质的水平显著高于空白对照组，而脑心通胶囊可以降低它们的水平。其中，L-palmitylcarnitine 已经被证明会扰乱血管内皮功能，并且会减少一氧化氮的合成，这与动脉粥样硬化病变加剧有关[235]。脑心通胶囊对酰基肉碱物质的调节提示脑心通胶囊可能通过改善脂肪酸的 β 氧化来调节糖脂代谢，而这种作用又与调节肠道菌群有关。

一般认为，Omega－3 脂肪酸在降低血脂水平和预防动脉粥样硬化性心血管疾病方面具有积极作用[236]。二十碳五烯酸（eicosapentaenoic acid，EPA）是常见的Omega－3 脂肪酸之一，研究表明 EPA 具有提高免疫力、抗氧化、抗炎以及稳定斑块等抗心血管疾病的生理功能。在本章研究中，模型组的 EPA 水平相比于空白组显著降低，而脑心通胶囊能够显著上调 EPA 的水平。亚油酸是饮食中一种主要的 Omega－6 脂肪酸，其主要代谢物是花生四烯酸，关于它们的全球饮食指南推荐以及它们对于心血管是否有益此前一直存在争议。最近，Matti Marklund 等[237] 研究人员通过多项国际研究评估了亚油酸和花生四烯酸在体内循环水平/组织水平与心血管疾病的关系，其研究发现体内循环和组织中较高水平的亚油酸与较低的心血管事件风险相关，花生四烯酸可能有关。这一研究结果支持亚油酸在心血管疾病预防中具有良好作用。在本章研究中，模型组的亚油酸和花生四烯酸的水平显著降低，而脑心通胶囊能上调亚油酸和花生四烯酸的水平。这表明上调二十碳五烯酸、亚油酸和花生四烯酸等多不饱和脂肪酸的水平可能与脑心通胶囊降低心血管风险的药效有关。

本章进一步利用 MetaboAnalyst 和 KEGG 数据库探索脑心通胶囊可能调控的代谢途径。图 4－19 显示了脑心通胶囊干预的动脉粥样硬化相关的代谢途径。结果说明亚油酸代谢、花生四烯酸代谢与色氨酸代谢是参与脑心通胶囊治疗动脉粥样硬化的重要途径。鞘脂代谢、甘油磷脂代谢与初级胆汁酸合成也与其治疗效果相关。

在粪便代谢组研究中，发现与空白对照组比较，模型组粪便样品中的原胆酸、7－酮基脱氧胆酸、异脱氧胆酸等胆汁酸水平显著升高，而脑心通胶囊能够显著回调它们的水平。此外，PC（34：4）以及 PC（12：0/22：4）等磷脂酰胆碱水平也在模型组中显著升高，而在脑心通胶囊组中显著降低。脑心通胶囊还对 L－谷氨酸、N－乙酰－L－组氨酸以及 D－苯丙氨酸等氨基酸类物质的异常水平具有显著的恢复作用。本章对脑心通胶囊显著影响的粪便差异代谢物进行了通路富集分析，发现谷氨酰胺和谷氨酸代谢、亚麻酸代谢、谷胱甘肽代谢等代谢通路是最相关的代谢通路。

近年来，将代谢表型的改变以及肠道菌群的变化这两者之间的数据进行整合分析，已成为探索中药可能作用机制的有效策略之一。为了进一步揭示脑心通胶囊的作用机制，进行了肠道菌群属水平与血清代谢物 Spearman's 相关性分析（结果见图 4－21）以及血清代谢物与药效指标的 Spearman's 相关性分析（结果见图 4－22）。结果表明：多种肠道菌群、差异代谢物与多个反映疾病情况的生化指标之间相互具有显著的相关性，提示这些菌群与代谢物在疾病发生发展过程中起重要作用。图 4－23 总结了肠道微生物群和宿主代谢之间的潜在关系，这些关系与脑心通胶囊的药效有关。结果表明：脑心通胶囊可能通过调节关键的菌种，进而调节代谢物水平，从而发挥降脂、抗炎、保肝、改善内皮功能、保护心血管等药效作用。

综上所述，本章研究结果表明，脑心通胶囊可以改善血脂代谢，抑制血管炎症，改善内皮功能，减少斑块面积，稳定斑块。脑心通胶囊的抗动脉粥样硬化作用可能归因于肠道微生物组成的改变和血清、粪便代谢产物水平的改变。本章研究为阐释脑心通胶囊防治动脉粥样硬化相关疾病的机制提供了新的研究方向，也为脑心通胶囊的临床应用提供了依据。

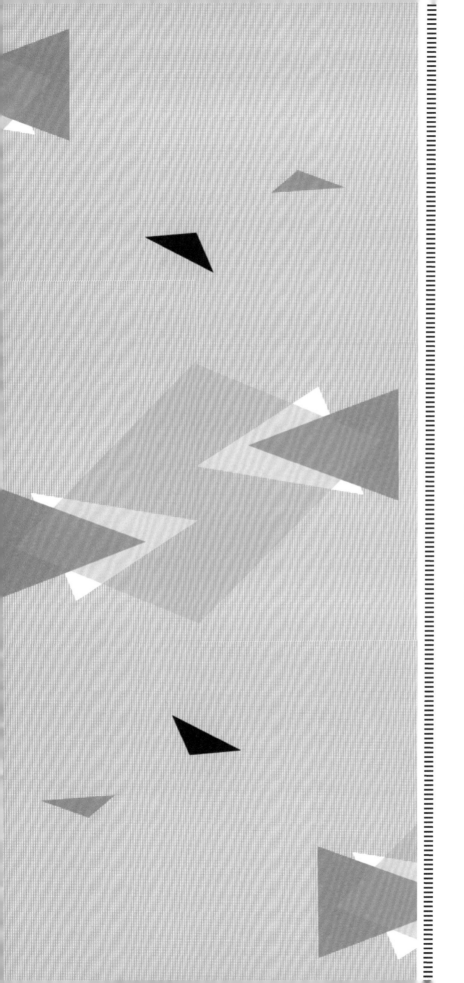

第五章　全书总结

当前，由高脂血症、动脉粥样硬化等导致的心血管疾病的发病率在全球范围内逐年升高，对人类健康造成巨大威胁。脂代谢紊乱相关心血管疾病的防治措施主要是纠正不良饮食习惯及服用他汀类一线临床降脂药物。长期服用他汀类药物易出现肝损伤、横纹肌溶解等不良反应。

脑心通胶囊是在经典名方补阳还五汤的基础上增加了活血通络药物，由16味药材打成超微粉按一定比例制成的纯中药口服制剂。本团队研究发现其入血成分有限，但其对肠道菌群作用显著。基于此，推测脑心通胶囊治疗脂代谢紊乱所致心血管疾病可能一部分通过入血成分作用靶器官起效，另一部分通过调节肠道微生态起效。为此，本书采用网络药理学、肠道微生物组学以及代谢组学等技术，从入血成分和肠道微生物角度，综合阐释了脑心通胶囊多靶点、多途径的调控机制。

一、基于网络药理学技术研究脑心通胶囊入血成分抗心血管疾病机制

采用网络药理学技术，对脑心通胶囊入血成分进行作用靶点及其信号通路的系统研究。结果表明，脑心通胶囊28个入血成分共作用于123个心血管疾病靶点，筛选得到核心靶点25个，主要包括STAT3、MAPK1、EP300、AKT1、IL-6和TNF等。KEGG通路富集得到TNF、FoxO、PI3K-Akt、Jak-STAT、NOD样受体、Toll样受体等关键信号通路。这提示脑心通胶囊在体内主要通过调控炎症免疫、氧化应激及细胞凋亡等方面的靶点和信号通路，从而起到抗心血管疾病的作用。

二、脑心通胶囊对小型猪脂代谢异常模型的长期干预作用及机制研究

采用高脂饲喂小型猪并进行8个月的脑心通胶囊给药，每隔1个月对动物脂质代谢、炎症等疾病相关生化指标进行动态检测。结果显示，脑心通胶囊能够显著抑制机体脂质代谢紊乱和炎症反应，提升抗氧化能力，改善机体肝肾损伤和心肌损伤。其中，脑心通胶囊显著降低血清IL-6和TNF（排名靠前的两个核心靶点）的水平，验证了网络药理学的结果。此外，16S rDNA测序结果表明，脑心通胶囊能够提升肠道微生物的群落多样性，逆转高脂饮食导致的厚壁菌门/拟杆菌门比例的升高，显著增加 *Caproiciproducens*、*Sutterella* 和 *Erysipelotrichaceae_UCG*-004丰度，降低 *Romboutsia* 丰度。Spearman's 相关性分析结果表明，肠道微生物的丰度与药效学参数密切相关，提示肠道菌群的调节在脑心通胶囊改善脂质代谢紊乱所致心血管疾病中发挥重要作用。这表明脑心通胶囊能够改善脂代谢紊乱所致心血管疾病，且调控肠道菌群是其起效的机制之一。

三、基于肠道菌群－代谢组联用技术的脑心通胶囊防治 ApoE$^{-/-}$ 小鼠动脉粥样硬化作用机制研究

通过 ApoE$^{-/-}$ 小鼠动脉粥样硬化模型，考察脑心通胶囊对动脉粥样硬化的药效作用特点，并联用肠道微生物组学和代谢组学技术研究其作用机制。结果表明，脑心通胶囊给药能够显著减少主动脉动脉粥样斑块的面积，增加斑块的稳定性，也能显著改善脂质代谢紊乱，抑制机体炎症反应并改善肝功能。16S rDNA 测序结果表明，脑心通胶囊的长期给药能够提升肠道微生物的群落多样性，恢复高脂饲喂所致的肠道微生态的紊乱；脑心通胶囊显著调节了 *Alloprevotella*、*Bacteroides*、*Peptococcus*、*Tyzzerella* 以及 *Uncultured_bacterium_ f_Muribaculaceae* 等多种肠道微生物相对丰度。血清、粪便的非靶向代谢组学研究表明，脑心通胶囊对动脉粥样硬化小鼠紊乱的血清代谢组表型具有显著的调节作用。脑心通胶囊显著调节了 21 个血清差异代谢物，代谢通路分析结果表明脑心通胶囊可能通过调节亚油酸代谢、花生四烯酸代谢、色氨酸代谢等多个代谢通路起到抗动脉粥样硬化的整体药效，其中多种血清代谢物水平可能与肠道菌群的调节有关；此外，脑心通胶囊对模型动物紊乱的粪便代谢组表型亦具有显著的调节作用。脑心通胶囊显著调节了 15 个粪便差异代谢物，代谢通路分析结果表明脑心通胶囊可能通过调节谷氨酰胺和谷氨酸代谢、亚麻酸代谢、丙氨酸、天冬氨酸和谷氨酸代谢等多个代谢通路，从而调控机体脂质代谢、炎症等生理过程。本书研究结果表明，脑心通胶囊通过调控肠道菌群，影响代谢物水平，进而起到防治动脉粥样硬化的作用。

四、本书的创新之处

（1）首次采用大型动物模型，动态监测评价脑心通胶囊长期用药的疗效及安全性，并基于 16S rDNA 测序技术，明确了脑心通胶囊对肠道菌群的影响，阐明其作用的重要靶点。

（2）通过肠道微生物组联用代谢组学技术，首次发现脑心通胶囊发挥改善动脉粥样硬化作用的关键菌属，并找出了与之相关的代谢差异特征物质，预测和构建了"脑心通胶囊－肠道菌群－代谢物网络"，阐明了其作用的重要途径。为脑心通胶囊的临床应用提供了科学依据。

附录 本书缩略词

缩写	英文名称	中文名称
NXT	Naoxintong capsule	脑心通胶囊
CVD	Cardiovascular disease	心血管疾病
TC	Total cholesterol	总胆固醇
TG	Total glyceride	总甘油三酯
LDL-C	Low-density lipoprotein cholesterol	低密度脂蛋白胆固醇
HDL-C	High-density lipoprotein cholesterol	高密度脂蛋白胆固醇
AS	Atherosclerosis	动脉粥样硬化
ASCVD	Atherosclerotic cardiovascular disease	动脉粥样硬化性心血管疾病
SCFAs	Short chain fatty acids	短链脂肪酸
TMAO	Trimethylamino oxide	氧化三甲胺
GLP-1	Glucagon-like peptide－1	胰高血糖素样肽－1
AMPK	Adenylate activated protein kinase	腺苷酸活化蛋白激酶
PPARα	Peroxisome proliferators activate receptor α	过氧化物酶体增殖物激活受体 α
MLGs	Met-agenomic linkage groups	宏基因组基因关联群组
PWV	Pulse wave velocity	脉搏波速度
TMA	Trimethylamine	三甲胺
MR	Mendelian randomization	孟德尔随机化
SNPs	Single nucleotide polymorphism	单核苷酸多态性
CDCA	Chenodeoxycholic acid	鹅去氧胆酸
LCA	Lithocholic acid	石胆酸
DCA	Deoxycholic acid	脱氧胆酸
CA	Cholic acid	胆酸
OCA	Obeticholic acid	奥贝胆酸
Ang Ⅱ	Angiotensin Ⅱ	血管紧张素 Ⅱ
OTUs	Operational taxonomic units	操作分类单元

续上表

缩写	英文名称	中文名称
PK-PD	Pharmacokinetics and pharmacodynamics	药代动力学和药效学
BCAAs	Branched-chain amino acids	支链氨基酸
5－FU	5－fluorouracil	5－氟尿嘧啶
MSPD	Matrix Solid-Phase Dispersion	基质固相分散
QC	Quality Control	质量控制
MMP－2	Matrix metalloproteinase 2	基质金属蛋白酶2
ATO	Atorvastatin	阿托伐他汀
TNF-α	Tumor necrosis factor-α	肿瘤坏死因子α
HUVEC	Human Umbilical Vein Endothelial Cells	人脐静脉内皮细胞
VCAM－1	Vascular cell adhesion molecule－1	血管细胞黏附分子－1
ICAM－1	Intercellular adhesion molecule－1	细胞间黏附分子－1
LPS	Lipopolysaccharide	脂多糖
TF	Tissue factor	组织因子
TL1 A	Tumor necrosis factor-like cytokine1 A	肿瘤坏死因子样细胞因子1A
VEGF-α	Vascular endothelial growth factor α	血管内皮生长因子α
I/R	Ischemia reperfusion	缺血再灌注
PCI	Percutaneous coronary intervention	经皮冠状动脉介入
CABG	Coronary artery bypass graft	冠状动脉旁路移植术
PXR	Progestane X receptor	孕烷X受体
CME	Coronary microembolization	冠脉微栓塞
eNOS	Endothelial nitric oxide synthase	内皮一氧化氮合酶
ROS	Reactive Oxygen Species	活性氧
SOD	Superoxide dismutase	超氧化物歧化酶
CAT	Catalase	过氧化氢酶
MDA	Malondialdehyde	丙二醛
BP	Biological process	生物过程
CC	Cellular components	细胞组分
MF	Molecular function	分子功能
NMDS	Nonmetric Multidimensional Scaling	非度量多维尺度分析

参考文献

［1］中国心血管健康与疾病报告编写组，胡盛寿.中国心血管健康与疾病报告2020 概要［J］.中国循环杂志，2021，36（6）：1-25.

［2］戴永娜，付志飞.中药调控肠道菌群防治脂代谢紊乱相关疾病的研究进展［J］.世界科学技术（中医药现代化），2019，21（6）：1-9.

［3］韦金儒，朱树雄.脂质代谢障碍与动脉粥样硬化的研究进展［J］.中国医学文摘内科学，2001，22（6）：775-780.

［4］ZHAO D, LIU J, WANG M, et al. Epidemiology of cardiovascular disease in China: current features and implications［J］. Nature reviews cardiology, 2019, 16 (4): 203-212.

［5］IVANOV Ⅱ, LITTMAN D R. Modulation of immune homeostasis by commensal bacteria［J］. Current opinion in microbiology, 2011, 14 (1): 106-114.

［6］ROUND J L, MAZMANIAN S K. The gut microbiota shapes intestinal immune responses during health and disease［J］. Nature reviews immunology, 2009, 9 (5): 313-323.

［7］FAN Y, PEDERSEN O. Gut microbiota in human metabolic health and disease［J］. Nature reviews microbiology, 2021, 19 (1): 55-71.

［8］HEIANZA Y, SUN D J Y, LI X, et al. Gut microbiota metabolites, amino acid metabolites and improvements in insulin sensitivity and glucose metabolism: the pounds lost trial［J］. Gut, 2019, 68 (2): 263-270.

［9］HAN H, YI B, ZHONG R Q, et al. From gut microbiota to host appetite: gut microbiota-derived metabolites as key regulators［J］. Microbiome, 2021, 9 (1): 1-16.

［10］ARON-WISNEWSKY J, WARMBRUNN M V, NIEUWDORP M, et al. Metabolism and metabolic disorders and the microbiome: the intestinal microbiota associated with obesity, lipid metabolism, and metabolic health-pathophysiology and therapeutic strategies［J］. Gastroenterology, 2021, 160 (2): 573-599.

［11］LIU H G, ZHUANG J L, TANG P, et al. The role of the gut microbiota in coronary heart disease［J］. Current atherosclerosis reports, 2020, 22 (12): 1-12.

［12］PIECZYNSKA M D, YANG Y, PETRYKOWSKI S, et al. Gut microbiota and its metabolites in atherosclerosis development [J]. Molecules, 2020, 25 (3): 1 – 14.

[13] QIN J J, LI R Q, RAES J, et al. A human gut microbial gene catalogue established by metagenomic sequencing [J]. Nature, 2010, 464 (7285): 59 – 70.

[14] HUANG T T, LAI J B, DU Y L, et al. Current understanding of gut microbiota in mood disorders: an update of human studies [J]. Frontiers in genetics, 2019, 10: 1 – 12.

[15] SEKIROV I, RUSSELL S L, ANTUNES L C M, et al. Gut microbiota in health and disease [J]. Physiological reviews, 2010, 90 (3): 859 – 904.

[16] KOROPATKIN N M, CAMERON E A, MARTENS E C. How glycan metabolism shapes the human gut microbiota [J]. Nature reviews microbiology, 2012, 10 (5): 323 – 335.

[17] MAYNARD C L, ELSON C O, HATTON R D, et al. Reciprocal interactions of the intestinal microbiota and immune system [J]. Nature, 2012, 489 (7415): 231 – 241.

[18] HEISS C N, OLOFSSON L E. Gut microbiota-dependent modulation of energy metabolism [J]. Journal of innate immunity, 2018, 10 (3): 163 – 171.

[19] HOOPER L V, DAN R L, MACPHERSON A J. Interactions between the microbiota and the immune system [J]. Science, 2012, 336 (6086): 1268 – 1273.

[20] MARTIN C R, OSADCHIY V, KALANI A, et al. The brain-gut-microbiome axis [J]. Cellular and molecular gastroenterology and hepatology, 2018, 6 (2): 133 – 148.

[21] MARQUES F Z, MACKAY C R, KAYE D M. Beyond gut feelings: how the gut microbiota regulates blood pressure [J]. Nature reviews cardiology, 2018, 15 (1): 20 – 32.

[22] ZHU W H, WINTER M G, BYNDLOSS M X, et al. Precision editing of the gut microbiota ameliorates colitis [J]. Nature, 2018, 553 (7687): 208 – 211.

[23] QIN J J, LI Y R, CAI Z M, et al. A metagenome-wide association study of gut microbiota in type 2 diabetes [J]. Nature, 2012, 490 (7418): 55 – 60.

[24] BOURSIER J, DIEHL A M. Nonalcoholic fatty liver disease and the gut microbiome [J]. Clinics in liver disease, 2016, 20 (2): 263 – 275.

[25] NICHOLSON J K, HOLMES E, KINROSS J, et al. Host-gut microbiota metabolic interactions [J]. Science, 2012, 336 (6086): 1262 – 1267.

[26] VERNOCCHI P, DEL CHIERICO F, PUTIGNANI L. Gut microbiota profiling: metabolomics based approach to unravel compounds affecting human health [J]. Frontiers in microbiology, 2016, 7: 1 – 21.

［27］ POSTLER T S, GHOSH S. Understanding the holobiont: how microbial metabolites affect human health and shape the immune system ［J］. Cell metabolism, 2017, 26 (1): 110 – 130.

［28］ KIM K A, JUNG I H, PARK S H, et al. Comparative analysis of the gut microbiota in people with different levels of ginsenoside rb1 degradation to compound K ［J］. Plos one, 2013, 8 (4): 1 – 7.

［29］ ISLAM S, FELIN J, JANTTI S, et al. Gut microbiota regulates bile acid metabolism by reducing the levels of tauro-betamuricholic acid, a naturally occurring FXR antagonist ［J］. Journal of hepatology, 2012, 56: 1 – 11.

［30］ WANG Z N, ZHAO Y Z. Gut microbiota derived metabolites in cardiovascular health and disease ［J］. Protein & cell, 2018, 9 (5): 416 – 431.

［31］ 邓媚颖, 殷默, 恺平. 患病人数多呈年轻化趋势高脂血症是"百病之源" ［J］. 自我保健, 2015, 9: 10 – 11.

［32］ 崔立红, 于兰, 李超. 海勤人员高脂血症患者肠道菌群变化及益生菌治疗的临床研究 ［J］. 中华航海医学与高气压医学杂志, 2015, 3: 211 – 213.

［33］ 牟菲. 肠道菌群与高脂血症相关性研究 ［D］. 北京: 中央民族大学, 2019.

［34］ 闫志辉, 崔立红, 王晓辉. 乳酸杆菌与双歧杆菌对高脂血症治疗的相关性研究 ［J］. 解放军医学院学报, 2015, 36 (10): 1 – 5.

［35］ ICHIM T E, PATEL A N, SHAFER K A. Experimental support for the effects of a probiotic/digestive enzyme supplement on serum cholesterol concentrations and the intestinal microbiome ［J］. Journal of translational medicine, 2016, 14: 1 – 9.

［36］ STAROVOITOVA S A, BABENKO L P, TIMOSHOK N A, et al. Cholesterol-lowering activity of lactic acid bacteria probiotic strains in vivo ［J］. Mikrobiolohichnyi zhurnal (Kiev, Ukraine: 1993), 2012, 74 (3): 78 – 85.

［37］ 王艳芳, 于晶峰. 肥胖与高脂血症和高血压相关因素研究进展 ［J］. 内蒙古医科大学学报, 2013, 35 (S2): 426 – 430.

［38］ LEY R E, TURNBAUGH P J, KLEIN S, et al. Microbial ecology-human gut microbes associated with obesity ［J］. Nature, 2006, 444 (7122): 1022 – 1023.

［39］ ZHAO L P. The gut microbiota and obesity: from correlation to causality ［J］. Nature reviews microbiology, 2013, 11 (9): 639 – 647.

［40］ TURNBAUGH P J, LEY R E, MAHOWALD M A, et al. An obesity-associated gut microbiome with increased capacity for energy harvest ［J］. Nature, 2006, 444 (7122): 1027 – 1031.

［41］ FEI N, ZHAO L P. An opportunistic pathogen isolated from the gut of an obese human causes obesity in germfree mice ［J］. Isme journal, 2013, 7 (4): 880 – 884.

［42］ KUIPERS F, BLOKS V W, GROEN A K. Beyond intestinal soap-bile acids in metabolic control [J]. Nature reviews endocrinology, 2014, 10 (8): 488 –498.

[43] HAGENBUCH B, DAWSON P. The sodium bile salt cotransport family SLC10 [J]. Pflugers archiv-european journal of physiology, 2004, 447 (5): 566 –570.

[44] HOFMANN A F, ECKMANN L. How bile acids confer gut mucosal protection against bacteria [J]. Proceedings of the National Academy of Sciences of the United States of America, 2006, 103 (12): 4333 –4334.

[45] BRUFAU G, GROEN A K, KUIPERS F. Reverse cholesterol transport revisited contribution of biliary versus intestinal cholesterol excretion [J]. Arteriosclerosis thrombosis and vascular biology, 2011, 31 (8): 1726 –1733.

[46] HLIVAK P, ODRASKA J, FERENCIK M, et al. One-year application of probiotic strain enterococcus faecium m-74 decreases serum cholesterol levels [J]. Bratislavske lekarske listy, 2005, 106 (2): 67 –72.

[47] WANG Y P, XU N, XI A D, et al. Effects of lactobacillus plantarum ma2 isolated from tibet kefir on lipid metabolism and intestinal microflora of rats fed on high-cholesterol diet [J]. Applied microbiology and biotechnology, 2009, 84 (2): 341 –347.

[48] WATANABE M, HOUTEN S M, WANG L, et al. Bile acids lower triglyceride levels via a pathway involving FXR, SHP, and SREBP – 1c [J]. Journal of clinical investigation, 2004, 113 (10): 1408 –1418.

[49] WATANABE M, HOUTEN S M, MATAKI C, et al. Bile acids induce energy expenditure by promoting intracellular thyroid hormone activation [J]. Nature, 2006, 439 (7075): 484 –489.

[50] POLS T W H, NORIEGA L G, NOMURA M, et al. The bile acid membrane receptor TGR5 as an emerging target in metabolism and inflammation [J]. Journal of hepatology, 2011, 54 (6): 1263 –1272.

[51] KRAUTKRAMER K A, FAN J, BACKHED F. Gut microbial metabolites as multi-kingdom intermediates [J]. Nature reviews microbiology, 2021, 19 (2): 77 –94.

[52] HU J M, LIN S L, ZHENG B D, et al. Short-chain fatty acids in control of energy metabolism [J]. Critical reviews in food science and nutrition, 2018, 58 (8): 1243 –1249.

[53] LARRAUFIE P, MARTIN-GALLAUSIAUX C, LAPAQUE N, et al. SCFAs strongly stimulate PYY production in human enteroendocrine cells [J]. Scientific reports, 2018, 1 (8): 1 –9.

[54] 李颖, 张欣, 杨佳杰, 等. 抗性淀粉改善肠道功能及糖脂代谢的研究进展 [J]. 食品科学, 2020, 41 (13): 1 –10.

［55］ 谢彬，袁星，徐希科，等. 中药复方抗动脉粥样硬化作用机制的研究进展
［J］. 药学实践杂志，2021，39（4）：1 - 5.

［56］ KARLSSON F H，FAK F，NOOKAEW I，et al. Symptomatic atherosclerosis is as-
sociated with an altered gut metagenome［J］. Nature communications，2012，1
（3）：1 - 8.

［57］ JIE Z Y，XIA H H，ZHONG S L，et al. The gut microbiome in atherosclerotic car-
diovascular disease［J］. Nature communications，2017，8：1 - 12.

［58］ MENNI C，LIN C H，CECELJA M，et al. Gut microbial diversity is associated
with lower arterial stiffness in women［J］. European heart journal，2018，39
（25）：2390 - 2397.

［59］ BRANDSMA E，KLOOSTERHUIS N J，KOSTER M，et al. A proinflammatory gut
microbiota increases systemic inflammation and accelerates atherosclerosis［J］. Cir-
culation research，2019，124（1）：94 - 100.

［60］ RATH S，HEIDRICH B，PIEPER D H，et al. Uncovering the trimethylamine-pro-
ducing bacteria of the human gut microbiota［J］. Microbiome，2017，5（54）：
1 - 14.

［61］ BENNETT B J，VALLIM T Q D，WANG Z N，et al. Trimethylamine - N-oxide，a
metabolite associated with atherosclerosis，exhibits complex genetic and dietary reg-
ulation［J］. Cell Metabolism，2013，17（1）：49 - 60.

［62］ PAPANDREOU C，MORE M，BELLAMINE A. Trimethylamine N-oxide in relation
to cardiometabolic health-cause or effect［J］. Nutrients，2020，12（5）：1 - 36.

［63］ WARRIER M，SHIH D M，BURROWS A C，et al. The TMAO-generating enzyme
flavin monooxygenase 3 is a central regulator of cholesterol balance［J］. Cell re-
ports，2015，10（3）：326 - 338.

［64］ CHEN K，ZHENG X Q，FENG M C，et al. Gut microbiota-dependent metabolite
trimethylamine N-oxide contributes to cardiac dysfunction in western diet-induced
obese mice［J］. Frontiers in physiology，2017，8（139）：1 - 9.

［65］ ZHU W F，GREGORY J C，ORG E，et al. Gut microbial metabolite tmao en-
hances platelet hyperreactivity and thrombosis risk［J］. Cell，2016，165（1）：
111 - 124.

［66］ WANG Z N，KLIPFELL E，BENNETT B J，et al. Gut flora metabolism of phos-
phatidylcholine promotes cardiovascular disease［J］. Nature，2011，472（7341）：
57 - 63.

［67］ KOETH R A，WANG Z E，LEVISON B S，et al. Intestinal microbiota metabolism
of L-carnitine，a nutrient in red meat，promotes atherosclerosis［J］. Nature medi-
cine，2013，19（5）：576 - 585.

［68］ HEIANZA Y, M A W J, MANSON J E, et al. Gut microbiota metabolites and risk of major adverse cardiovascular disease events and death: a systematic review and meta-analysis of prospective studies ［J］. Journal of the american heart association, 2017, 6 (7): 1 – 27.

［69］ KAYSEN G A, JOHANSEN K L, CHERTOW G M, et al. Associations of trimethylamine N-oxide with nutritional and inflammatory biomarkers and cardiovascular outcomes in patients new to dialysis ［J］. Journal of renal nutrition, 2015, 25 (4): 351 – 356.

［70］ ALDANA-HERN NDEZ P, LEONARD K A, ZHAO Y Y, et al. Dietary choline or trimethylamine N-oxide supplementation does not influence atherosclerosis development in ldlr$^{-/-}$ and apoe$^{-/-}$ male mice ［J］. Journal of nutrition, 2019, 150 (2): 1 – 7.

［71］ QI J Q, YOU T, LI J, et al. Circulating trimethylamine n-oxide and the risk of cardiovascular diseases: a systematic review and meta-analysis of 11 prospective cohort studies ［J］. Journal of cellular and molecular medicine, 2018, 22 (1): 185 – 194.

［72］ SMITH G D, EBRAHIM S. Mendelian randomization: can genetic epidemiology contribute to understanding environmental determinants of disease ［J］. International journal of epidemiology, 2003, 32 (1): 1 – 22.

［73］ JIA J Z, DOU P, GAO M, et al. Assessment of causal direction between gut microbiota-dependent metabolites and cardiometabolic health: a bidirectional mendelian randomization analysis ［J］. Diabetes, 2019, 68 (9): 1747 – 1755.

［74］ WANG Z N, ROBERTS A B, BUFFA J A, et al. Non-lethal inhibition of gut microbial trimethylamine production for the treatment of atherosclerosis ［J］. Cell, 2015, 163 (7): 1585 – 1595.

［75］ SAYIN S I, WAHLSTROM A, FELIN J, et al. Gut microbiota regulates bile acid metabolism by reducing the levels of tauro-beta-muricholic acid, a naturally occurring FXR antagonist ［J］. Cell metabolism, 2013, 17 (2): 225 – 235.

［76］ HANNIMAN E A, LAMBERT G, MCCARTHY T C, et al. Loss of functional farnesoid x receptor increases atherosclerotic lesions in apolipoprotein e-deficient mice ［J］. Journal of lipid research, 2005, 46 (12): 2595 – 2604.

［77］ ZHANG Y Q, WANG X P, VALES C, et al. FXR deficiency causes reduced atherosclerosis in ldlr$^{(-/-)}$ mice ［J］. Arteriosclerosis thrombosis and vascular biology, 2006, 26 (10): 2316 – 2321.

［78］ HARTMAN H B, GARDELL S J, PETUCCI C J, et al. Activation of farnesoid X receptor prevents atherosclerotic lesion formation in LDLR$^{-/-}$ and ApoE$^{(-/-)}$ mice ［J］. Journal of lipid research, 2009, 50 (6): 1090 – 1100.

[79] MENCARELLI A, RENGA B, DISTRUTTI E, et al. Anti – atherosclerotic effect of farnesoid x receptor [J]. American journal of physiology-heart and circulatory physiology, 2009, 296 (2): 272 – 281.

[80] HAMBRUCH E, MIYAZAKI-ANZAI S, HAHN U, et al. Synthetic farnesoid X receptor agonists induce high-density lipoprotein-mediated transhepatic cholesterol efflux in mice and monkeys and prevent atherosclerosis in cholesteryl ester transfer protein transgenic low-density lipoprotein receptor$^{(-/-)}$ mice [J]. Journal of pharmacology and experimental therapeutics, 2012, 343 (3): 556 – 567.

[81] SIDDIQUI M S, VAN NATTA M L, CONNELLY M A, et al. Impact of obeticholic acid on the lipoprotein profile in patients with non-alcoholic steatohepatitis [J]. Journal of hepatology, 2020, 72 (1): 25 – 33.

[82] HODGE RJ, NUNEZ D J. Therapeutic potential of takeda-g – protein-receptor-5 (TGR5) agonists. hope or hype [J]. Diabetes obesity & metabolism, 2016, 18 (5): 439 – 443.

[83] YONENO K, HISAMATSU T, SHIMAMURA K, et al. TGR5 signalling inhibits the production of pro-inflammatory cytokines by in vitro differentiated inflammatory and intestinal macrophages in crohn's disease [J]. Immunology, 2013, 139 (1): 19 – 29.

[84] POLS T W H, NOMURA M, HARACH T, et al. TGR5 activation inhibits atherosclerosis by reducing macrophage inflammation and lipid loading [J]. Cell metabolism, 2011, 14 (6): 747 – 757.

[85] HODGE R J, LIN J, JOHNSON L S V, et al. Safety, pharmacokinetics, and pharmacodynamic effects of a selective TGR5 agonist, SB – 756050, in type 2 diabetes [J]. Clinical pharmacology in drug development, 2013, 2 (3): 213 – 222.

[86] STEPANOV V, STANKOV K, MIKOV M. The bile acid membrane receptor tgr5: a novel pharmacological target in metabolic, inflammatory and neoplastic disorders [J]. Journal of receptors and signal transduction, 2013, 33 (4): 213 – 223.

[87] MIYAZAKI-ANZAI S, MASUDA M, LEVI M, et al. Dual activation of the bile acid nuclear receptor FXR and G – protein-coupled receptor TGR5 protects mice against atherosclerosis [J]. Plos one, 2014, 9 (9): 1 – 9.

[88] BAGHDASARYAN A, CLAUDEL T, GUMHOLD J, et al. Dual farnesoid X receptor/TGR5 agonist INT-767 reduces liver injury in the mdr2$^{(-/-)}$ (Abcb4$^{(-/-)}$) mouse cholangiopathy model by promoting biliary HCO$_3^-$ output [J]. Hepatology, 2011, 54 (4): 1303 – 1312.

[89] JADHAV K, X U Y, XU Y Y, et al. Reversal of metabolic disorders by pharmacological activation of bile acid receptors TGR5 and FXR [J]. Molecular metabo-

lism, 2018, 9: 131 - 140.

[90] WANG X X X, WANG D, LUO Y H, et al. FXR/TGR5 dual agonist prevents progression of nephropathy in diabetes and obesity [J]. Journal of the american society of nephrology, 2018, 29 (1): 118 - 137.

[91] OHIRA H, TSUTSUI W, FUJIOKA Y. Are short chain fatty acids in gut microbiota defensive players for inflammation and atherosclerosis [J]. Journal of atherosclerosis and thrombosis, 2017, 24 (7): 660 - 672.

[92] AGUILAR E C, LEONEL A J, TEIXEIRA L G, et al. Butyrate impairs atherogenesis by reducing plaque inflammation and vulnerability and decreasing nf kappa b activation [J]. Nutrition metabolism and cardiovascular diseases, 2014, 24 (6): 606 - 613.

[93] RANGANNA K, MATHEW O P, YATSU F M, et al. Involvement of glutathione/glutathione S-transferase antioxidant system in butyrate-inhibited vascular smooth muscle cell proliferation [J]. Febs journal, 2007, 274 (22): 5962 - 5978.

[94] BARTOLOMAEUS H, BALOGH A, YAKOUB M, et al. Short-Chain fatty acid propionate protects from hypertensive cardiovascular damage [J]. Circulation, 2019, 139 (11): 1407 - 1421.

[95] PLUZNICK J L. A novel SCFA receptor, the microbiota, and blood pressure regulation [J]. Gut microbes, 2014, 5 (2): 202 - 207.

[96] HIIPPALA K, JOUHTEN H, RONKAINEN A, et al. The potential of gut commensals in reinforcing intestinal barrier function and alleviating inflammation [J]. Nutrients, 2018, 10 (8): 1 - 23.

[97] KHALESI S, SUN J, BUYS N, et al. Effect of probiotics on blood pressure a systematic review and meta-analysis of randomized, controlled trials [J]. Hypertension, 2014, 64 (4): 897 - 903.

[98] GILIJAMSE P W, HARTSTRA A V, LEVIN E, et al. Treatment with anaerobutyricum soehngenii: a pilot study of safety and dose-response effects on glucose metabolism in human subjects with metabolic syndrome [J]. Npj biofilms and microbiomes, 2020, 6 (1): 1 - 10.

[99] LAI C Y, SUNG J, CHENG F, et al. Systematic review with meta-analysis: review of donor features, procedures and outcomes in 168 clinical studies of faecal microbiota transplantation [J]. Alimentary pharmacology & therapeutics, 2019, 49 (4): 354 - 363.

[100] DRAPER L A, RYAN F J, SMITH M K, et al. Long-term colonisation with donor bacteriophages following successful faecal microbial transplantation [J]. Microbiome, 2018, 6 (1): 1 - 9.

［101］ SMITS L P, KOOTTE R S, LEVIN E, et al. Effect of vegan fecal microbiota transplantation on carnitine-and choline-derived trimethylamine-N-oxide production and vascular inflammation in patients with metabolic syndrome ［J］. Journal of the american heart association, 2018, 7 （7）: 1 – 23.

［102］ KOOTTE R S, LEVIN E, SALOJARVI J, et al. Improvement of insulin sensitivity after lean donor feces in metabolic syndrome is driven by baseline intestinal microbiota composition ［J］. Cell metabolism, 2017, 26 （4）: 611 – 619.

［103］ VRIEZE A, VAN NOOD E, HOLLEMAN F, et al. Transfer of intestinal microbiota from lean donors increases insulin sensitivity in individuals with metabolic syndrome ［J］. Gastroenterology, 2012, 143 （4）: 9 – 13.

［104］ MARTINEZ-GONZALEZ M A, GEA A, RUIZ-CANELA M. The mediterranean diet and cardiovascular health a critical review ［J］. Circulation research, 2019, 124 （5）: 779 – 798.

［105］ SIERVO M, LARA J, CHOWDHURY S, et al. Effects of dietary approaches to stop hypertension （DASH） diet on cardiovascular risk factors: a systematic review and meta-analysis ［J］. Proceedings of the nutrition society, 2015, 74 （1）: 138 – 138.

［106］ CARDONA F, ANDRES-LACUEVA C, TULIPANI S, et al. Benefits of polyphenols on gut microbiota and implications in human health ［J］. Journal of nutritional biochemistry, 2013, 24 （8）: 1415 – 1422.

［107］ BEVINS C L, SALZMAN N H. Paneth cells, antimicrobial peptides and maintenance of intestinal homeostasis ［J］. Nature reviews microbiology, 2011, 9 （5）: 356 – 368.

［108］ YANG Z T, FU Y H, LIU B, et al. Farrerol regulates antimicrobial peptide expression and reduces staphylococcus aureus internalization into bovine mammary epithelial cells ［J］. Microbial pathogenesis, 2013, 65: 1 – 6.

［109］ XU S, DOU Y, YE B, et al. Ganoderma lucidum polysaccharides improve insulin sensitivity by regulating inflammatory cytokines and gut microbiota composition in mice ［J］. Journal of functional foods, 2017, 38: 545 – 552.

［110］ LI Y Q, CAO H T, LIU M Z, et al. Different modulation of panax notoginseng on the absorption profiling of triptolide and tripterine from tripterygium wilfordii in rat intestine ［J］. Chinese medicine, 2018, 13: 1 – 14.

［111］ HWANG M W, AHN T S, HONG N R, et al. Effects of traditional chinese herbal medicine San-Huang-Xie-Xin-Tang on gastrointestinal motility in mice ［J］. World journal of gastroenterology, 2015, 21 （4）: 1117 – 1124.

［112］ MARTENS E C, NEUMANN M, DESAI M S. Interactions of commensal and pathogenic microorganisms with the intestinal mucosal barrier ［J］. Nature reviews microbiology，2018，16（8）：457 – 470.

[113] LU L，YAN L，YUAN J，et al. Shuganyin decoction improves the intestinal barrier function in a rat model of irritable bowel syndrome induced by water-avoidance stress［J］. Chinese medicine，2018，13（1）：6 – 17.

[114] KAMADA N，CHEN G Y，INOHARA N，et al. Control of pathogens and pathobionts by the gut microbiota［J］. Nature immunology，2013，14（7）：685 – 690.

[115] YU ZT，LIU B，MUKHERJEE P，et al. Trametes versicolor extract modifies human fecal microbiota composition in vitro［J］. Plant foods for human nutrition，2013，68（2）：107 – 112.

[116] LIU J，YUE S J，YANG Z R，et al. Oral hydroxysafflor yellow a reduces obesity in mice by modulating the gut microbiota and serum metabolism［J］. Pharmacological research，2018，134：40 – 50.

[117] SWANSON H I. Drug metabolism by the host and gut microbiota：a partnership or rivalry［J］. Drug metabolism and disposition，2015，43（10）：1499 – 1504.

[118] SOUSA T，PATERSON R，MOORE V，et al. The gastrointestinal microbiota as a site for the biotransformation of drugs［J］. International journal of pharmaceutics，2008，363（1 – 2）：1 – 25.

[119] WILSON I D，NICHOLSON J K. Gut microbiome interactions with drug metabolism，efficacy，and toxicity［J］. Translational research，2017，179：204 – 222.

[120] CURRO D. The role of gut microbiota in the modulation of drug action：a focus on some clinically significant issues［J］. Expert review of clinical pharmacology，2018，11（2）：171 – 183.

[121] SELMA M V，ESPIN J C，TOMAS-BARBERAN F A. Interaction between phenolics and gut microbiota：role in human health［J］. Journal of agricultural and food chemistry，2009，57（15）：6485 – 6501.

[122] JIN J S，ZHAO Y F，NAKAMURA N，et al. Enantioselective dehydroxylation of enterodiol and enterolactone precursors by human intestinal bacteria［J］. Biological & pharmaceutical bulletin，2007，30（11）：2113 – 2119.

[123] XING J，CHEN X Y，ZHONG D F. Absorption and enterohepatic circulation of baicalin in rats［J］. Life sciences，2005，78（2）：140 – 146.

[124] ADACHI S，HOSHI N，INOUE J，et al. Indigo naturalis ameliorates oxazolone-induced dermatitis but aggravates colitis by changing the composition of gut microflora［J］. International archives of allergy and immunology，2017，173（1）：23 – 33.

[125] TOLHURST，HEFFRON，LAM，et al. Short-chain fatty acids stimulate glucagon-like peptide – 1 secretion via the g-protein-coupled receptor FFAR2［J］. Diabe-

tes: a journal of the american diabetes association, 2012, 5: 1 – 7.

[126] MASLOWSKI K M, VIEIRA A T, NG A, et al. Regulation of inflammatory responses by gut microbiota and chemoattractant receptor GPR43 [J]. Nature, 2009, 461 (7268): 1 – 19.

[127] TAN J, MCKENZIE C, POTAMITIS M, et al. The role of short-chain fatty acids in health and disease [J]. Advances in immunology, 2014, 121: 91 – 119.

[128] MORRISON D J, PRESTON T. Formation of short chain fatty acids by the gut microbiota and their impact on human metabolism [J]. Gut microbes, 2016, 7 (3): 189 – 200.

[129] VAN DER BEEK C M, DEJONG C H C, TROOST F J, et al. Role of short-chain fatty acids in colonic inflammation, carcinogenesis, and mucosal protection and healing [J]. Nutrition reviews, 2017, 75 (4): 286 – 305.

[130] HU Y S, EHLI E A, KITTELSRUD J, et al. Lipid-lowering effect of berberine in human subjects and rats [J]. Phytomedicine, 2012, 19 (10): 861 – 867.

[131] WANG Y, SHOU J W, LI XY, et al. Berberine-induced bioactive metabolites of the gut microbiota improve energy metabolism [J]. Metabolism-clinical and experimental, 2017, 70: 72 – 84.

[132] YIP L Y, CHAN E C Y. Investigation of host-gut microbiota modulation of therapeutic outcome [J]. Drug metabolism and disposition, 2015, 43 (10): 1619 – 1631.

[133] KADDURAH-DAOUK R, BAILLIE R A, ZHU H J, et al. Enteric microbiome metabolites correlate with response to simvastatin treatment [J]. Plos one, 2011, 6 (10): 1 – 4.

[134] CLAYTON T A, BAKER D, LINDON J C, et al. Pharmacometabonomic identification of a significant host-microbiome metabolic interaction affecting human drug metabolism [J]. Proceedings of the national academy of sciences of the united states of america, 2009, 106 (34): 14728 – 14733.

[135] AMAR J, CANI P, CHAMONTIN B, et al. Metabolic endotoxemia initiates obesity and insulin resistance [J]. Fundamental & clinical pharmacology, 2007, 21: 1 – 2.

[136] NOWINSKI A, UFNAL M. Trimethylamine N-oxide: a harmful, protective or diagnostic marker in lifestyle diseases [J]. Nutrition, 2018, 46: 7 – 12.

[137] ESPIN J C, GONZALEZ-BARRIO R, CERDA B, et al. Iberian pig as a model to clarify obscure points in the bioavailability and metabolism of ellagitannins in humans [J]. Journal of agricultural and food chemistry, 2007, 55 (25): 10476 – 10485.

[138] ESPIN J C, LARROSA M, GARCIA-CONESA M T, et al. Biological significance of urolithins, the gut microbial ellagic acid-derived metabolites: the evidence so far [J]. Evidence-based complementary and alternative medicine, 2013, 2013: 1 – 5.

[139] KIM D-H, JUNG E-A, SOHNG I-S, et al. Intestinal bacterial metabolism of flavonoids and its relation to some biological activities [J]. Archives of pharmacal research (Seoul), 1998, 21 (1): 17 – 23.

[140] LEE C H, PARK S W, KIM Y S, et al. Protective mechanism of glycyrrhizin on acute liver injury induced by carbon tetrachloride in mice [J]. Biological & pharmaceutical bulletin, 2007, 30 (10): 1898 – 1904.

[141] AKAO T, HAYASHI T, KOBASHI K, et al. Intestinal bacterial hydrolysis is indispensable to absorption of 18-beta-glycyrrhetic acid after oral administration of glycyrrhizin in rats [J]. Journal of pharmacy and pharmacology, 1994, 46 (2): 135 – 137.

[142] SAHA J R, BUTLER V P, NEU H C, et al. Digoxin-inactivating bacteria: identification in human gut flora [J]. Science (New York, NY), 1983, 220 (4594): 325 – 327.

[143] LINDENBAUM J, RUND DG, BUTLER V P., et al. Inactivation of digoxin by the gut flora: reversal by antibiotic therapy [J]. The new england journal of medicine, 1981, 305 (14): 789 – 794.

[144] KANG M J, KHANAL T, KIM H G, et al. Role of metabolism by human intestinal microflora in geniposide-induced toxicity in HepG2 cells [J]. Archives of pharmacal research, 2012, 35 (4): 733 – 738.

[145] ZHANG M, PENG C S, LI X B. In vivo and in vitro metabolites from the main diester and monoester diterpenoid alkaloids in a traditional chinese herb, the aconitum species [J]. Evidence-based complementary and alternative medicine, 2015, 2015: 1 – 8.

[146] RITTLE J, GREEN M T. Cytochrome P450 compound i: capture, characterization, and C-H bond activation kinetics [J]. Science, 2010, 330 (6006): 933 – 937.

[147] LIU Y, ZHANG J W, LI W, et al. Ginsenoside metabolites, rather than naturally occurring ginsenosides, lead to inhibition of human cytochrome P450 enzymes [J]. Toxicological sciences, 2006, 91 (2): 356 – 364.

[148] YANG Y, CHEN G, YANG Q, et al. Gut microbiota drives the attenuation of dextran sulphate sodium-induced colitis by huangqin decoction [J]. Oncotarget, 2017, 8 (30): 63 – 74.

[149] YUE S J, LIU J, WANG A T, et al. Berberine alleviates insulin resistance by re-

ducing peripheral branched-chain amino acids [J]. American journal of physiology-endocrinology and metabolism, 2019, 316 (1): 73 – 85.

[150] LIU H F, YANG J L, DU F F, et al. Absorption and disposition of ginsenosides after oral administration of panax notoginseng extract to rats [J]. Drug metabolism and disposition, 2009, 37 (12): 2290 – 2298.

[151] LIU W D, ZHAI Y J, HENG X Y, et al. Oral bioavailability of curcumin: problems and advancements [J]. Journal of drug targeting, 2016, 24 (8): 694 – 702.

[152] AKAO T, KAWABATA K, YANAGISAWA E, et al. Balicalin, the predominant flavone glucuronide of scutellariae radix, is absorbed from the rat gastrointestinal tract as the aglycone and restored to its original form [J]. Journal of pharmacy and pharmacology, 2000, 52 (12): 1563 – 1568.

[153] FENG R, SHOU J W, ZHAO Z X, et al. Transforming berberine into its intestine-absorbable form by the gut microbiota [J]. Scientific reports, 2015, 5: 1 – 11.

[154] ZHAO Z X, FU J, MA S R, et al. Gut-Brain axis metabolic pathway regulates antidepressant efficacy of albiflorin [J]. Theranostics, 2018, 8 (21): 5945 – 5959.

[155] ZHOU S S, XU J, ZHU H, et al. Gut microbiota-involved mechanisms in enhancing systemic exposure of ginsenosides by coexisting polysaccharides in ginseng decoction [J]. Scientific reports, 2016, 6: 1 – 5.

[156] WANG J, FENG W, ZHANG S, et al. Ameliorative effect of atractylodes macrocephala essential oil combined with panax ginseng total saponins on 5 – fluorouracil induced diarrhea is associated with gut microbial modulation [J]. Journal of ethnopharmacology, 2019, 3: 1 – 12.

[157] ZUO F, ZHOU Z M, YAN M Z, et al. Metabolism of constituents in huangqin-tang, a prescription in traditional chinese medicine, by human intestinal flora [J]. Biological & pharmaceutical bulletin, 2002, 25 (5): 558 – 563.

[158] YU J G, GUO J M, TAO W W, et al. Gancao-gansui combination impacts gut microbiota diversity and related metabolic functions [J]. Journal of ethnopharmacology, 2018, 214: 71 – 82.

[159] NICHOLSON J K, HOLMES E, WILSON I D. Gut microorganisms, mammalian metabolism and personalized health care [J]. Nature reviews microbiology, 2005, 3 (5): 431 – 438.

[160] LIN Z, YE W, ZU X P, et al. Integrative metabolic and microbial profiling on patients with spleen-yang-deficiency syndrome [J]. Scientific reports, 2018, 8 (1): 1 – 11.

[161] MA K, CHEN J Y, KUANG L Y, et al. Qi-deficiency related increases in dis-

ease susceptibility are potentially mediated by the intestinal microbiota [J]. Evidence-based complementary and alternative medicine, 2018, 2018: 1 – 6.

[162] PATTI G J, YANES O, SIUZDAK G. Metabolomics: the apogee of the omics trilogy [J]. Nature reviews molecular cell biology, 2012, 13 (4): 263 – 269.

[163] WANG S S, XUHY, MA Y, et al. Characterization and rapid identification of chemical constituents of naoxintong capsules by UHPLC-linear ion trap/orbitrap mass spectrometry [J]. Journal of pharmaceutical and biomedical analysis, 2015, 111: 104 – 118.

[164] MA X H, LV B, LI P, et al. Identification of "multiple components-multiple targets-multiple pathways" associated with Naoxintong capsule in the treatment of heart diseases using UPLC/Q-TOF-MS and network pharmacology [J]. Evidence-based complementary and alternative medicine, 2016: 9468087.

[165] WANG H L, JIANG Y, DING M Y, et al. Simultaneous determination and qualitative analysis of six types of components in naoxintong capsule by miniaturized matrix solid-phase dispersion extraction coupled with ultra high-performance liquid chromatography with photodiode array detection and quadrupole time-of-flight mass spectrometry [J]. Journal of separation science, 2018, 41 (9): 2064 – 2084.

[166] ZHU X X, WU H Y, SHAW P C, et al. Specific DNA identification of pheretima in the Naoxintong capsule [J]. Chinese medicine, 2019, 14 (1): 1 – 19.

[167] 朱晓枭，胡恺恩，邵鹏柱，等. 脑心通胶囊中全蝎的特异性 DNA 鉴别 [J]. 中南药学, 2019, 17 (12): 1 – 6.

[168] 朱晓枭，胡恺恩，邵鹏柱，等. 脑心通胶囊中水蛭的特异性 DNA 鉴别 [J]. 中山大学学报（自然科学版）, 2020, 59 (1): 1 – 11.

[169] LI J, BAI Y, BAI Y, et al. Pharmacokinetics of caffeic acid, ferulic acid, formononetin, cryptotanshinone, and tanshinone II A after oral administration of Naoxintong capsule in rat by hplc-ms/ms [J]. Evidence-based complementary and alternative medicine, 2017, 2017: 1 – 14.

[170] 黄斌，李耿，郭宇飞，等. 脑心通胶囊中 4 个成分肠吸收研究 [J]. 中国中药杂志, 2013, 38 (6): 1 – 5.

[171] HE Y, SU W W, HE X, et al. Pharmacokinetics and biotransformation investigation in beagle dog of active compounds from naoxintong capsule [J]. Biomedicine & pharmacotherapy, 2021, 133: 1 – 12.

[172] HE Y, SU W W, CHEN T B, et al. Identification of prototype compounds and derived metabolites of Naoxintong capsule in Beagle dog urine and feces by UFLC-Q-TOF-MS/MS [J]. Journal of pharmaceutical and biomedical analysis, 2019, 176: 1 – 9.

［173］ YANG X X, LI Y, SUN L, et al. Naoxintong enhances atorvastatin-induced plaque stability while ameliorating atorvastatin-induced hepatic inflammation ［J］. Journal of cardiovascular pharmacology, 2017, 69 (1): 55 – 64.

［174］ YANG X X, SUN L, LI Y, et al. Naoxintong inhibits the advanced atherosclerosis and enhances the plaque stability in apolipoprotein e deficient mice ［J］. Journal of cardiovascular pharmacology, 2016, 67 (3): 203 – 211.

［175］ CHOI E S, YOON J J, HAN B H, et al. Ligustilide attenuates vascular inflammation and activates Nrf2/HO – 1 induction and, no synthesis in HUVECs ［J］. Phytomedicine, 2018, 38: 12 – 23.

［176］ YANG S, LIU M Y, CHEN Y L, et al. Naoxintong capsules inhibit the development of diabetic nephropathy in db/db mice ［J］. Scientific reports, 2018, 8: 1 – 9.

［177］ YAN Z H, WU H, ZHOU H K, et al. Integrated metabolomics and gut microbiome to the effects and mechanisms of Naoxintong capsule on type 2 diabetes in rats ［J］. Scientific reports, 2020, 10 (1): 1 – 16.

［178］ CHEN H, YU G, SUN H, et al. Comparison of adjunctive naoxintong versus clopidogrel in volunteers with the CYP2C19 * 2 gene mutation accompanied with qi deficiency and blood stasis constitution ［J］. Evidence-based complementray and alternative medicine, 2011, 6: 20 – 34.

［179］ CHEN H, WU X Y, WU H X, et al. A randomized controlled trial of adjunctive Bunchang Naoxintong capsule versus maintenance dose clopidogrel in patients with CYP2C19 * 2 polymorphism ［J］. Chinese journal of integrative medicine, 2014, 12: 1 – 9.

［180］ SUN H, LOU X Y, WU X Y, et al. Up-Regulation of CYP2C19 expression by Buchang Naoxintong via PXR activation in HepG2 cells ［J］. Plos one, 2016, 11 (7): 1 – 17.

［181］ WANG H, ZHONG W J, HUANG M W, et al. Efficacy of dual antiplatelet therapy combined with Naoxintong capsules (sic) following coronary microembolization induced by homologous microthrombi in rats ［J］. Chinese journal of integrative medicine, 2011, 17 (12): 917 – 924.

［182］ WANG Y, YAN X, MI S, et al. Naoxintong attenuates ischaemia/reperfusion injury through inhibiting NLRP3 inflammasome activation ［J］. Journal of cellular & molecular medicine, 20178: 1 – 18.

［183］ WANG H, QIU L Z, MA Y K, et al. Naoxintong inhibits myocardial infarction injury by VEGF/eNOS signaling-mediated neovascularization ［J］. Journal of ethnopharmacology, 2017, 209: 13 – 23.

[184] ZHANG F B, HUANG B, ZHAO Y, et al. BNC protects H9c2 cardiomyoblasts from H_2O_2-induced oxidative injury through ERK1/2 signaling pathway [J]. Evidence-based complementary and alternative medicine, 2013, 2013: 1 - 15.

[185] XU H, JIN J, CHEN L, et al. Naoxintong/PPARα signaling inhibits H9c2 cell apoptosis and autophagy in response to oxidative stress [J]. Evidence-based complementary and alternative medicine: eCAM, 2016: 1 - 10.

[186] ZHANG W J, SU W W, LIN Q W, et al. Protective effects of Naoxintong capsule alone and in combination with ticagrelor and atorvastatin in rats with qi deficiency and blood stasis syndrome [J]. Pharmaceutical biology, 2020, 58 (1): 1006 - 1022.

[187] MUHAMMAD J, KHAN A, ALI A, et al. Network pharmacology: exploring the resources and methodologies [J]. Current topics in medicinal chemistry, 2018, 18 (12): 949 - 964.

[188] PRAKASH P, KULKARNI P P, LENTZ S R, et al. Cellular fibronectin containing extra domain a promotes arterial thrombosis in mice through platelet toll-like receptor 4 [J]. Blood, 2015, 125 (20): 3164 - 3172.

[189] MENGHINI R, CAMPIA U, TESAURO M, et al. Toll-like receptor 4 mediates endothelial cell activation through NF-κB but is not associated with endothelial dysfunction in patients with rheumatoid arthritis [J]. Plos one, 2014, 9 (6): 1 - 15.

[190] GARGIULO S, GAMBA P, TESTA G, et al. Relation between TLR4/NF-κB signaling pathway activation by 27 - hydroxycholesterol and 4 - hydroxynonenal, and atherosclerotic plaque instability [J]. Aging cell, 2015, 14 (4): 569 - 581.

[191] FUKATA M, VAMADEVAN AS, ABREU M T. Toll-like receptors (TLRs) and Nod-like receptors (NLRs) in inflammatory disorders [J]. Seminars in immunology, 2009, 21 (4): 242 - 253.

[192] OBSIL T, OBSILOVA V. Structure/function relationships underlying regulation of FOXO transcription factors [J]. Oncogene, 2008, 27 (16): 2263 - 2275.

[193] MURRAY P J. The JAK-STAT signaling pathway: input and output intergration [J]. Journal of immunology, 2007, 178 (5): 2623 - 2629.

[194] MANEA A, TANASE L I, RAICU M, et al. JAK/STAT signaling pathway regulates Nox1 and Nox4 - Based NADPH oxidase in human aortic smooth muscle cells [J]. Arteriosclerosis thrombosis and vascular biology, 2010, 30 (1): 105 - 241.

[195] CHEN X J, WANG R H, CHEN W, et al. Decoy receptor-3 regulates inflammation and apoptosis via PI3K/AKT signaling pathway in coronary heart disease [J]. Experimental and therapeutic medicine, 2019, 17 (4): 2614 - 2622.

[196] SMITH A C, SPINALE F G, SWINDLE M M. Cardiac function and morphology ofhanford miniature swine and yucatan miniature and micro swine [J]. Laboratory

animal science, 1990, 40（1）: 47 – 50.

[197] CASELLAS J, VIDAL O, PENA R N, et al. Genetics of serum and muscle lipids in pigs [J]. Animal genetics, 2013, 44（6）: 609 – 619.

[198] VRIEZE A, HOLLEMAN F, ZOETENDAL E G, et al. The environment within: how gut microbiota may influence metabolism and body composition [J]. Diabetologia, 2010, 53（4）: 606 – 613.

[199] MURPHY E A, VELAZQUEZ K T, HERBERT K M. Influence of high-fat diet on gut microbiota: a driving force for chronic disease risk [J]. Current opinion in clinical nutrition and metabolic care, 2015, 18（5）: 515 – 520.

[200] MIYOSHI N, HORIUCHI M, INOKUCHI Y, et al. Novel microminipig model of atherosclerosis by high fat and high cholesterol diet, established in japan [J]. In vivo, 2010, 24（5）: 671 – 680.

[201] CUI R Z, ISO H, TOYOSHIMA H, et al. Serum total cholesterol levels and risk of mortality from stroke and coronary heart disease in japanese: the JACC study [J]. Atherosclerosis, 2007, 194（2）: 415 – 420.

[202] BITTNER V. Treatment of dyslipidemia in pre-and postmenopausal women with and without known atherosclerotic cardiovascular disease [J]. Current cardiology reports, 2001, 3（5）: 401 – 407.

[203] JEPPESEN J, HANSEN T, RASMUSSEN S, et al. Metabolic syndrome, low-density lipoprotein cholesterol, and risk of cardiovascular disease: a population-based study [J]. European heart journal, 2005, 26: 445 – 445.

[204] RIDKER P M, RIFAI N, STAMPFER M J, et al. Plasma concentration of interleukin-6 and the risk of future myocardial infarction among apparently healthy men [J]. Circulation, 2000, 101（15）: 1767 – 1772.

[205] FROSTEGARD J, ULFGREN A K, NYBERG P, et al. Cytokine expression in advanced human atherosclerotic plaques: dominance of pro-inflammatory（Th1）and macrophage-stimulating cytokines [J]. Atherosclerosis, 1999, 145（1）: 33 – 43.

[206] LEBOEUF R C, SCHREYER S A. The role of tumor necrosis factor-α receptors in atherosclerosis [J]. Trends Cardiovasc Med, 1998, 8（3）: 131 – 138.

[207] ADAMS J E I, SCHECHTMAN K B, LANDT Y, et al. Comparable detection of acute myocardial infarction by creatine kinase MB isoenzyme and cardiac troponin I [J]. Clinical chemistry, 1994, 40（7 PART 1）: 1291 – 1295.

[208] FAVA F, LOVEGROVE J A, GITAU R, et al. The gut microbiota and lipid metabolism: implications for human health and coronary heart disease [J]. Current medicinal chemistry, 2006, 13（25）: 3005 – 3021.

[209] MISHRA V, PRASAD D N. Application of in vitro methods for selection of lacto-bacillus casei strains as potential probiotics [J]. International journal of food microbiology, 2005, 103 (1): 109 – 115.

[210] GUO X, XIA X, TANG R, et al. Development of a real-time PCR method for firmicutes and bacteroidetes in faeces and its application to quantify intestinal population of obese and lean pigs [J]. Letters in applied microbiology, 2008, 47 (5): 367 – 373.

[211] DE WIT N, DERRIEN M, BOSCH-VERMEULEN H, et al. Saturated fat stimulates obesity and hepatic steatosis and affects gut microbiota composition by an enhanced overflow of dietary fat to the distal intestine [J]. American journal of physiology-gastrointestinal and liver physiology, 2012, 303 (5): 589 – 599.

[212] LIU M K, TANG Y M, GUO X J, et al. Deep sequencing reveals high bacterial diversity and phylogenetic novelty in pit mud from luzhou laojiao cellars for chinese strong-flavor baijiu [J]. Food research international, 2017, 102: 68 – 76.

[213] VAN IMMERSEEL F, DE BUCK J, BOYEN F, et al. Medium-chain fatty acids decrease colonization and invasion through hilA suppression shortly after infection of chickens with salmonella enterica serovar enteritidis [J]. Applied and environmental microbiology, 2004, 70 (6): 3582 – 3587.

[214] WONG M C S, ZHANG D X, WANG H H X. Rapid emergence of atherosclerosis in asia: a systematic review of coronary atherosclerotic heart disease epidemiology and implications for prevention and control strategies [J]. Current opinion in lipidology, 2015, 26 (4): 257 – 269.

[215] JONSSON A L, BCKHED F. Role of gut microbiota in atherosclerosis [J]. Nature reviews cardiology, 2017, 2: 1 – 23.

[216] ORG E, MEHRABIAN M, LUSIS A J. Unraveling the environmental and genetic interactions in atherosclerosis: central role of the gut microbiota [J]. Atherosclerosis, 2015, 241 (2): 387 – 399.

[217] LI J, LIN S Q, VANHOUTTE P M, et al. Akkermansia muciniphila protects against atherosclerosis by preventing metabolic endotoxemia-induced inflammation in apoe[(-/-)] mice [J]. Circulation, 2016, 133 (24): 24 – 34.

[218] YOSHIDA N, EMOTO T, YAMASHITA T, et al. Bacteroides vulgatus and bacteroides dorei reduce gut microbial lipopolysaccharide production and inhibit atherosclerosis [J]. Circulation, 2018, 138 (22): 86 – 98.

[219] ZHAO J J, ZHU H, WANG S J, et al. Naoxintong protects against atherosclerosis through lipid-lowering and inhibiting maturation of dendritic cells in LDL receptor knockout mice fed a high-fat diet [J]. Current pharmaceutical design, 2013, 19

（33）：91 – 96.

［220］ ZHONG X N, WANG H H, LU Z Q, et al. Effects of naoxintong on atherosclero-
sis and inducible nitric oxide synthase expression in atherosclerotic rabbit ［J］.
Chinese medical journal, 2013, 126 （6）：66 – 70.

［221］ EDGAR R C. UPARSE：highly accurate OTU sequences from microbial amplicon
reads ［J］. Nature methods, 2013, 10 （10）：9 – 16.

［222］ CHEN M L, YI L, ZHANG Y, et al. Resveratrol attenuates trimethylamine-N-
oxide （TMAO） -induced atherosclerosis by regulating TMAO synthesis and bile
acid metabolism via remodeling of the gut microbiota ［J］. Mbio, 2016, 7 （2）：
1 – 17.

［223］ LIN J T, KAKKAR V, LU X J. Impact of MCP – 1 in atherosclerosis ［J］. Cur-
rent pharmaceutical design, 2014, 20 （28）：80 – 88.

［224］ LEY K, HUO Y Q. VCAM – 1 is critical in atherosclerosis ［J］. Journal of clinical
investigation, 2001, 107 （10）：9 – 10.

［225］ NEWBY A C. Metalloproteinase expression in monocytes and macrophages and its
relationship to atherosclerotic plaque instability ［J］. Arteriosclerosis thrombosis
and vascular biology, 2008, 28 （12）：2108 – 2120.

［226］ RUNE I, ROLIN B, LARSEN C, et al. Modulating the gut microbiota improves
glucose tolerance, lipoprotein profile and atherosclerotic plaque development in
apoe-deficient mice ［J］. Plos one, 2016, 11 （1）：1 – 13.

［227］ MARIAT D, FIRMESSE O, LEVENEZ F, et al. The firmicutes/bacteroides ratio
of the human microbiota changes with age ［J］. BMC microbiology, 2009, 9
（1）：1 – 23.

［228］ WEI X Y, TAO J H, XIAO S W, et al. Xiexin tang improves the symptom of
type 2 diabetic rats by modulation of the gut microbiota ［J］. Scientific reports,
2018, 8：1 – 7.

［229］ FLINT H J, DUNCAN S H. Bacteroides and prevotella ［J］. Encyclopedia of food
microbiology （second edition）, 2014：203 – 208.

［230］ MU H N, ZHOU Q, YANG R Y, et al. Naringin attenuates high fat diet induced
non-alcoholic fatty liver disease and gut bacterial dysbiosis in mice ［J］. Frontiers
in microbiology, 2020, 11：1 – 19.

［231］ BIRGBAUER E, CHUN J. New developments in the biological functions of lyso-
phospholipids ［J］. Cellular and molecular life sciences, 2006, 63 （23）：
2695 – 2701.

［232］ BERG K. Lyso-PC and macrophage interplay：scavenging through the fatty side of
atherosclerosis ［J］. Lund university faculty of medicine doctoral dissertation se-

ries, 2011, 50: 1 – 31.

[233] RIDLON J M, ALVES J M, HYLEMON P B, et al. Cirrhosis, bile acids and gut microbiota unraveling a complex relationship [J]. Gut microbes, 2013, 4 (5): 382 – 387.

[234] WAHLSTROM A, SAYIN S I, MARSCHALL H U, et al. Intestinal crosstalk between bile acids and microbiota and its impact on host metabolism [J]. Cell metabolism, 2016, 24 (1): 41 – 50.

[235] INOUE N, HIRATA K-I, AKITA H, et al. Palmitoyl-L-carnitine modifies the function of vascular endothelium [J]. Cardiovascular research, 1994, 28 (1): 129 – 134.

[236] FREEMAN L M. Beneficial effects of omega-3 fatty acids in cardiovascular disease [J]. Kleintierpraxis, 2011, 56 (2): 67 – 78.

[237] MARKLUND M, WU J H Y, IMAMURA F, et al. Biomarkers of dietary omega-6 fatty acids and incident cardiovascular disease and mortality: an individual-level pooled analysis of 30 cohort studies [J]. Circulation, 2019, 139 (21): 2422 – 2436.